FERMENTIERTE SUPERFOODS

1. Auflage 2016

Verlag: CreateSpace

ISBN-13: 978-1537544809 (CreateSpace-Assigned)

ISBN-10: 1537544802

Printed in Germany by Amazon Distribution

GmbH)

Autor: Erik Pfeiffer (www.ehsl.de)

Malteserweg 54 | 97076 Würzburg

Copyright

Das Werk einschließlich aller Inhalte ist urheberrechtlich geschützt. Alle Rechte sind vorbehalten. Der Nachdruck oder die Reproduktion ist (auch auszugsweise) ohne ausdrückliche schriftliche Genehmigung des Autors untersagt.

Der Besitzer dieses eBooks darf diese Datei auf einem Speichermedium sichern und einen Ausdruck anfertigen.

Haftungsausschluss (Disclaimer)

Dieses Buch dient nur zu Informationszwecken und stellt weder eine Empfehlung noch eine medizinische Beratung oder Therapie dar. Der Autor übernimmt keine

Haftung oder Verantwortung für entstandene Schäden durch angewandte Methoden und haftet folglich auch nicht.

Im Zweifelsfall bitte ich Sie, in Rücksprache mit einem Arzt zu treten. Danke.

Vorwort

Hallo und herzlich Willkommen zu diesem Buch.

Wir möchten zu Beginn nicht viele Worte verlieren, sondern nur kurz einen Überblick erlangen, was uns erwartet.

Nach dieser Übersicht werden wir schon direkt starten, damit Sie möglichst zügig anfangen können, Gemüse zu fermentieren, Sauerkraut herzustellen und damit auch Ihre eigenen Probiotika zu gewinnen.

Dieses Buch ist darauf konzipiert, Ihnen möglichst kurz und knapp alle handlungsrelevanten Informationen zu geben.

Ich freue mich darauf, Sie hierbei zu begleiten.

Inhaltsübersicht

Temperaturen, wie lange soll das Gemüse fermentiert werden etc.

- ○ Welche Nachteile kann fermentiertes Gemüse haben und wie umschiffe ich diese? S. 51

- PART II: Das Nutzen der hergestellten Probiotika für Ihre Gesundheit, ab S. 53 Nutzen Sie **Probiotika als Teil einer umfassenden Gesundheitsprävention**:

    - ○ Das **Barrieren-Protokoll**: Verbessern Sie mithilfe der selbsthergestellten Probiotika und weiteren einfachen Maßnahmen umfassend...

        - ■ Ihre **Darm-Gesundheit**: Wirken Sie einem "leaky

gut", einem löchrigen Darm
entgegen.

- Ihre **Haut-Gesundheit:**
  Mildern Sie Akne und
  Hautunreinheiten

- Ihre **Mund-Gesundheit**:
  Verringern Sie Mundgeruch
  und schützen Sie sich vor
  Karies und anderen
  Erkrankungen des
  Mundraumes.

- Ihre **immunologische**
  Gesundheit: Verbessern Sie
  die Leistungsfähigkeit Ihres
  Immunsystems und werden
  Sie seltener krank.

Diese Schritt-für-Schritt-Anleitung
orientiert sich an den neuesten

wissenschaftlichen Erkenntnissen.

- Verträglichkeit und Rezepte -
  Fermentiertes Gemüse als Teil der
  Ernährung [ab S. 95]:
  - **Histamin**: Was tun bei Histamin-
    Empfindlichkeit?
  - **FODMAPs**: Was tun, wenn Sie mit
    FODMAPs Problemen haben?
  - **Einkauf von Probiotika**: Worauf
    müssen Sie achten, wenn Sie doch
    einmal Probiotika in Pulverform
    einkaufen?
  - **Rezepte** finden Sie ab S. 107: Ein
    Kimchi-Rezept, ein **goldenes
    Sauerkraut-Rezept** und zudem
    eine Liste mit weiterführenden
    Links

- Für Wissenschafts-Interessierte: Aktuelle **Studien** zu den **gesundheitlichen Effekten** von Probiotika finden Sie kurz und bündig zusammengefasst zum Ende des Buches

Wenn Sie jetzt noch nicht mit allem etwas anfangen können – keine Sorgen, wir werden alles detailliert besprechen.

Beginnen wir nun!

Die Geschichte der Fermentation - eine vergessene Methode der Haltbarmachung

Die Fermentation ist ein sicherer und sehr schonender Weg, Milch (Käse, Joghurt),

Gemüse/Früchte (Kohl, Oliven, Wein) oder gemahlenes Getreide (Brot, Bier) haltbarer zu machen. Dies wurde ab dem Zeitpunkt wichtig, als wir zwar sesshaft geworden sind (vor etwa 12.000 Jahren), aber noch keine Kühschränke hatten (bis vor etwa 80 Jahren).

Natürlich wurden auch vor unserer Sesshaftwerdung bereits gelegentlich natürlich durch Bakterien „bearbeitete" Lebensmittel wie vergorene Früchte verzehrt[1]. Es wird in einigen Quellen sogar vermutet, dass die Produktion von Alkohol die ursprüngliche Triebfeder war, unsere Jäger-Sammler-Lebensweise als Nomaden aufzugeben. Diese alkoholische Gärung, die bereits vor über 7.000 Jahren z.B. in Babylon (heute Irak) genutzt wurde[2], hat jedoch mit der **Lakto-Fermentation**, um die es in diesem Buch geht, nicht so viel zu tun.

Die ersten Anwendungen dieser Kulturtechnik, die milchsaure Fermentation von Gemüse, belegen chinesische Quellen vor etwa 3.000 Jahren[3]. Von dort breitete sich diese antike Technik über den gesamten Globus aus.

Historisch ist dieser, vom Menschen gesteuerte Prozess also eine Methode, um die Ernte der Feldfrüchte für den Winter haltbar zu machen, um in dieser Jahreszeit nicht hungern zu müssen.

Diese Art der Vorratshaltung erlaubte es auch Seglern auf langen Fahrten mittels Sauerkraut Vitamin C zu konservieren und eine Erkrankung an Skorbut zu verhindern.

In Ländern, in denen es keine Möglichkeiten gibt, Nahrung zu kühlen oder immer zu kochen, ist die milchsaure Fermentation noch heute eine gängige Methode der Haltbarmachung.

Bei uns wird die Fermentation primär in der Nahrungsmittel-Industrie eingesetzt. Die Endprodukte wie Sauerkraut oder Joghurt werden danach in der Regel wärmebehandelt, sodass keine lebenden Probiotika mehr enthalten sind. Saure Gurken, Krautsalat oder die „Mixed Pickles" werden z.T. einfach nur in Essig eingelegt.

Aus unseren privaten Haushalten in Deutschland ist dieses Kulturgut, die häusliche Fermentationsmethode, jedoch fast gänzlich verschwunden.

Wir haben es zwar kulturell nicht mehr nötig, zu fermentieren. Unserer Gesundheit würden wir damit gerade heutzutage jedoch wieder viel Gutes tun.

Wir produzieren **rohe Fermente**, da diese lebende Mikroorganismen enthalten. Weiterhin benutzen wir **keine Startkulturen**. Damit erreichen wir in unseren Fermenten eine viel größere **Vielfalt an Probiotika**. Zudem erhalten wir **umweltspezifische Probiotika**. Das heißt, wir kultivieren genau die Keime, die in unserer aktuellen Umwelt Sinn ergeben.
So können wir **bessere und spezifischere Probiotika günstiger** herstellen, anstatt teuer Probiotika in der Apotheke oder dem Supermarkt (in Form von probiotischen Joghurts) zu kaufen.

Alles klar? Dann beginnen wir direkt mit der Herstellung.

Part Ia: Vorgehensweise zur Fermentation

Voraussetzungen und Equipment

Sie benötigen zur Herstellung Ihrer eigenen Fermente, und damit Probiotika, die folgenden Utensilien:

1. Hobler, Raspler oder Ähnliches zum **Zerkleinern** des **Gemüses** (z.B. den hier: https://www.amazon.de/dp/B001SMZBHQ)

2. Ein gutes **unraffiniertes Meersalz**: Dem Meersalz sollte weder etwas entzogen, noch beigefügt (wie z.B. Iod, Fluor oder

Rieselhilfen) sein. Alles das würde die Fermentation stören. Iodid und Fluorid wirken z.B. antimikrobiell. Ein solches finden Sie sicher im Reformhaus oder Bio-Supermarkt, evtl. auch im normalen Supermarkt.

3. Optional: **Beschwerer**. Drei Gewichte können unter der E-Mail info@wildefermente.de für rund 20 € bestellt werden. Diese werden handgefertigt. Für Sauerkraut sind Beschwerer nicht unbedingt notwendig, für andere können sie sehr sinnvoll sein (z.B. Gurken).

4. **Bügelgläser** (Bezugsmöglichkeiten siehe Verlauf)

Folgende Marken für Bügelgläser sind empfehlenswert:

- FIDO von Bormioli Rocco (erhältlich bei Kaufland, real, Hornbach)
- SERIE KORKEN (erhältlich bei IKEA)
- LE PARFAIT
- NOELLE + VON CAMPE (erhältlich online bei www.glaeserundflaschen.de); die Gläser sind an einem MC im Dreieck im Glasboden erkennbar)

Ungeeignet sind Silikonringe an den Bügelgläsern. Es müssen gute Gummiringe sein.

Zehn 1-l-Bügelgläser kosten etwa 30-40 €. Gutes Kokosöl wird z.T. auch in brauchbaren Bügelgläsern verkauft.

Hier eine kurze Checkliste, was Sie besorgen müssen (oder Sie sehen zuhause nach, ob Sie das vielleicht schon besitzen):

- ❏ Hobler zum Gemüse zerkleinern
- ❏ Gute Bügelgläser
- ❏ Gutes, unraffiniertes Meersalz
- ❏ Optional: Beschwerer

Jetzt kommen wir auch schon zum Gemüse:

Der Einkauf und die Auswahl des Gemüses

Der Einkauf

Stellen Sie sicher, dass das Ausgangs-Gemüse nicht in Kontakt mit Gülle oder Kompost gekommen ist, weil es sonst zu stark Pathogen-belastet sein könnte. Begutachten Sie das Gemüse im Markt genau, riechen Sie daran etc.

Kaufen Sie **biologisch angebautes Gemüse** (am besten von den Premium-Anbauverbänden (demeter, Bioland, Naturland etc.) oder **vom Bauern Ihres Vertrauens direkt** – nach Saison, denn dann bekommen Sie es in guter Qualität, günstig und in großen Mengen.

Die Auswahl der Gemüsesorten

Sie können prinzipiell jegliches Gemüse als Grundlage Ihres Ferments benutzen. Den Hauptteil, etwa 80 %, sollte jedoch **Kohl** (Rotkohl und Weißkohl) darstellen. Achten Sie auf harte, kräftige Blätter, denn diese machen das schmackhafteste Ferment hinterher.

Wenn Sie Rotkohl verwenden, können Sie Einmalhandschuhe nutzen, damit sich Ihre Hände nicht verfärben.

Weiterhin können Sie Karotten, Süßkartoffel, Rote Beete, und anderes **Wurzelgemüse** hinzugeben.

Grünes Gemüse und Kürbis schmecken fermentiert Vielen nicht so gut. Dieses Gemüse sollten Sie lieber frisch bzw. erhitzt zubereitet essen.

Als **Gewürze** sind Knoblauch und Ingwer sehr geeignet. Auch Zwiebeln können gut funktionieren. Beginnen Sie jedoch mit einer kleineren Menge, da der Geschmack sonst zu dominant wird.

Auch **Kräuter** können sich hervorragend im Ferment machen. Nehmen Sie hier nur frische Blätter von Basilikum, Oregano, Salbei, Rosmarin, Thymian, und dies in kleinen Mengen.

Zum Sauerkraut können Sie auch Kümmel oder Wacholderbeeren beigeben.

Manche fügen auch **Algen** zu ihrem Ansatz hinzu, um den Mineraliengehalt zu verbessern. Dadurch werden Sie tatsächlich mehr „Meeres"-Mineralien wie Zink oder insbesondere Iod bekommen. Wird der

Jodgehalt jedoch zu hoch, bremst das die Fermentation irgendwann aus.

Ich empfehle daher Algen lieber frisch zu essen.

Das Ansetzen des Fermentes

Hier finden Sie einen Überblick, wie Sie vorgehen müssen, um das Ferment anzusetzen, damit Sie später Ihre Probiotika „ernten" können:

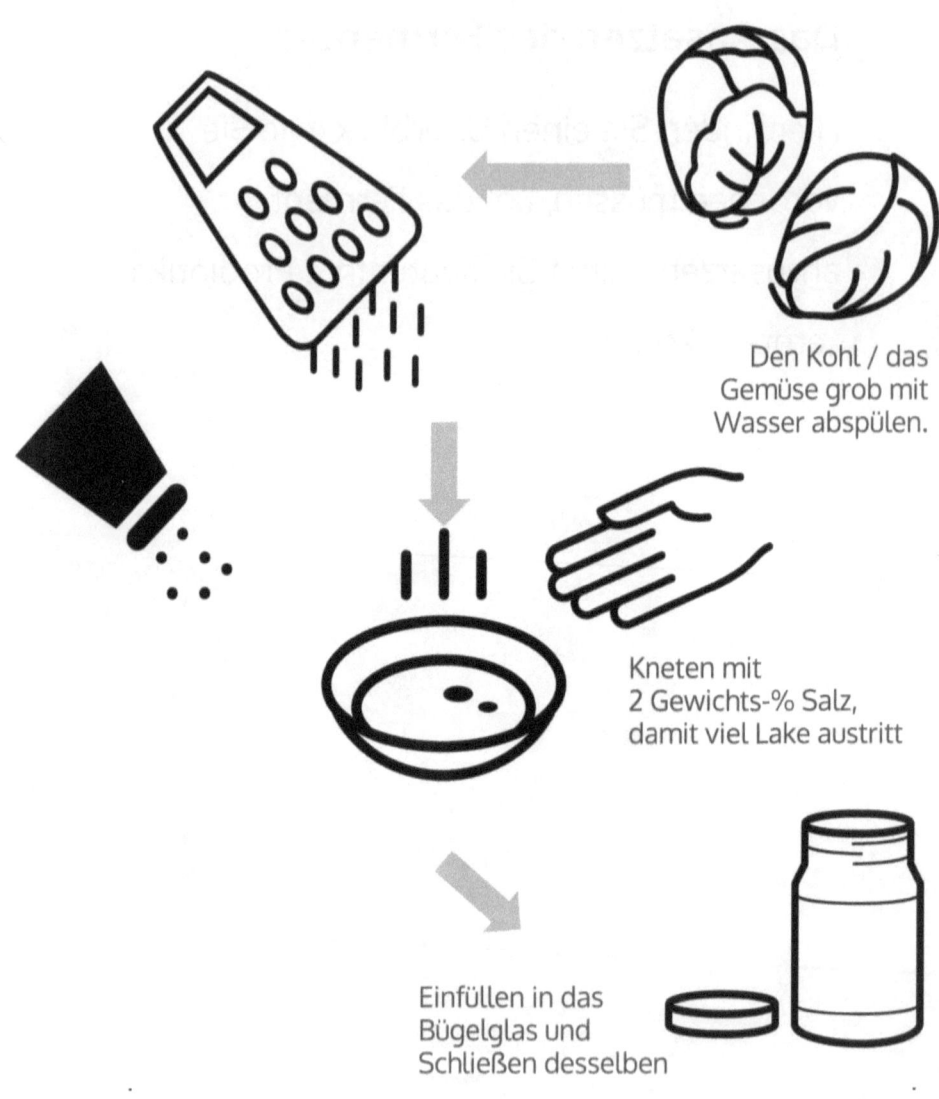

Den Kohl / das
Gemüse grob mit
Wasser abspülen.

Kneten mit
2 Gewichts-% Salz,
damit viel Lake austritt

Einfüllen in das
Bügelglas und
Schließen desselben

Die Vorgehensweise in kurz in Worten:

1) Frisches Gemüse waschen und zurechtschneiden für den Hobler. Anfänger fangen am besten mit Kohlgemüse an. Weißkohl ist die Grundlage für Sauerkraut.

2) Das ausgewählte Gemüse dünn in eine große Schüssel hobeln (ein Kohlblatt vorher beiseite legen)

3) Gehobeltes Gemüse mit 2 Gewichts-% Salz zusammenkneten, bis viel Lake ausgetreten ist

4) Das Ganze in ein Bügelglas schichten und das Gemüse mit größerem Kohlblatt abschließen und unter die Lake drücken

5) Glas schließen und 2 Tage lang bei Zimmertemperatur lagern (20-22 °C)

6) Danach im Hausflur oder dem kühlsten Ort der Wohnung (ca. 16-18 °C) stellen. Dann 4-6 Wochen warten, begutachten, und nach dem Öffnen im Kühlschrank lagern.

Keine Sorge, wir werden die Vorgehensweise im Detail jetzt besprechen.

Eine Anleitung in bewegten Bildern

Eine sehr gute Anleitung in Bildern mit Beschreibung finden Sie auf den youtube-Kanal von Felix von urgeschmack.de mit der Bloggerin Isa Palstek (von wildefermente.de). Hier können Sie beobachten, wie das Ganze in der Küche aussieht.

Der Video-Titel lautet „Wie macht man Sauerkraut? Wie funktioniert Fermentation? Urgeschmack", der Link ist: https://www.youtube.com/watch?v=I8kjWSaw2Hg&t=8m29s

Detaillierte Vorgehensweise

Sie nehmen also zur Hand:

- ❏ Das Gemüse
- ❏ Das unraffinierte Meersalz
- ❏ Die Küchenutensilien:
    - ❏ Hobler, Messer o.Ä. zum Zerkleinern des Gemüses
    - ❏ ein großes Gefäß zum Sammeln des Gemüses
    - ❏ eine Küchenwaage (für Anfänger)
    - ❏ Ein oder mehrere saubere Bügelgläser

Waschen Sie Ihre Hände.

Dazu reinigen Sie bitte alle Schneide- und Vorbereitungs-Utensilien und Oberflächen. Nehmen Sie dazu Essig oder milde Seifen.

Wiegen Sie nun den Kohl und alles andere Ausgangs-Gemüse, das Sie fermentieren möchten. Dieses Gewicht multiplizieren Sie mit 0,02 (2 %). Das Ergebnis davon ist die Gewichtsmenge an Salz, die Sie später verwenden müssen.

Ein Esslöffel Salz sind etwa 20 g. Später, mit mehr Erfahrung, können Sie die Überprüfung mit der Haushaltswaage auslassen.

Entfernen Sie die äußeren Blätter des frischen Kohls, legen Sie ein Blatt zur Abdeckung später beiseite, vierteln Sie den Kohlkopf und entfernen Sie den Kern. Waschen Sie die Teile unter kaltem Wasser ab. Jegliches andere Gemüse wird entsprechend ebenfalls vorbereitet.

Raspeln, hobeln oder schneiden Sie das vorbereitete Gemüse: Hauptsache, es wird fein zerkleinert. Das Ganze geben Sie in das saubere große Gefäß. Nun geben Sie die errechnete Salzmenge hinzu und kneten und massieren das Ganze, sodass so viel Lake („Salzwasser") wie möglich aus dem Gemüse austritt. Wenn die Lake nicht ausreicht, um das Gemüse später im Bügelglas vollständig zu bedecken, dann lassen Sie das Gefäß abgedeckt eine halbe Stunde oder länger stehen.

Das Stampfen und Kneten zerstört die Cellulose-Wände des Gemüses, sodass der Saft austritt. Wenn Sie es ziehen lassen, produziert das Salz durch Osmose über die Zeit die Lake.

(Alternative Vorgehensweise): Wenn Sie Gemüse verwenden, das nicht geknetet werden kann, wie z.B. Karotten oder Gurken, und andere Gemüsesorten dafür nicht genug Lake geben, dann müssen Sie mit

Leitungswasser und 4 Gewichts-% Salz Lake herstellen.

Geben Sie nun das Gemüse mitsamt der Lake in das Bügelglas. Wichtig ist, dass Sie es so dicht gepackt wie möglich hineinpressen, damit keine Luftblasen darin verbleiben. Sie werden auch erstaunt sein, wie viel Gemüse dann in das Glas passt.

Die Lake sollte etwa bis 2-4 cm unter dem Rand der Öffnung stehen. Das Gemüse endet etwas tiefer, und wird mit einem passenden großen Kohlblatt bedeckt. Nach oben hin ist ein Teil reiner Lake und der oberste Rest des Glases enthält noch etwas Luft (die sogenannte „Gärkammer").

Wenn Sie zu hoch befüllen, wird Lake entweichen, wenn Sie zu wenig befüllen, ist zu viel Sauerstoff vorhanden und wenn diese Gärkammer nicht rechtzeitig vom Kohlendioxid besetzt wird, könnten sich unerwünschte Keime ausbreiten. Mit der Zeit werden Sie Erfahrung bekommen und lernen, wie hoch Sie das Glas befüllen müssen.

Nun schließen Sie den Bügelverschluss und stellen das Glas an einen dunklen Ort in der Küche (20-22 °C). Nach 2 Tagen verfrachten Sie das Ganze in den Keller bzw. an einen kühleren Ort, an dem 18 °C oder weniger herrschen. Bis zu einer Temperatur von etwa 8 °C herunter, läuft die Fermentation weiter, wenn auch langsamer. Die Qualität ist bei tieferen Temperaturen oft besser, aber nur wenn die Startphase beachtet wurde.

Am besten stellen Sie das Glas auf einen Teller, damit eventuell entweichende Lake aufgefangen wird. Ist das der Fall, müssen Sie den Teller und das Glas jeden Tag säubern, damit kein Schimmel entsteht. Besonders am Anfang der Fermentation ist es ohnehin sinnvoll, die Gläser im Blick zu haben.

Durch die Fermentation steigt Kohlendioxid auf, welches aus dem Glas entweicht und das Glasinnere sauerstoff-frei macht. In der Zeit, in der jedoch noch nicht genug Kohlendioxid entstanden ist, kann es jedoch zu unerwünschten Gärungsprozessen (Vermehrung von Kahmhefen und Schimmelpilzen) des Gemüses kommen. Um hier auf Nummer sicher zu gehen, können Sie beschwerende Gewichte benutzen, z.B. sterilisierte Steine oder Tonplatten. Diese verhindern ein Aufschwimmen (und damit den Luftkontakt) des Gemüses. Wenn das Glas jedoch bis zum Rand mit Lake voll ist, dann ist das Risiko für das Misslingen ohne Gewichte nicht so groß.

Kleben Sie nach dem Schließen des Glases ein beschriftetes Papier darauf, in dem Sie das Datum notieren. Dadurch können Sie die Lagerung besser kontrollieren. Zur Lagerdauer finden Sie noch auf S. 50 weitere Informationen (geordnet nach Gemüsesorten).

Das Öffnen des Glases

Öffnen Sie das Glas am besten auf dem Balkon oder draußen. Wenn Sie sehr behutsam vorgehen, können Sie es auch in der Küche öffnen. Im Glas hat sich ein Überdruck gebildet und das Kohlendioxid wird entweichen.

Überprüfen Sie nun das Ferment: Wie ist der Geruch? Hat sich auf der Oberfläche

Kahmhefe oder Schimmel gebildet? Schöpfen Sie es ab und prüfen Sie die unteren Schichten. Im Zweifelsfall verwerfen Sie das gesamte Ferment.

Wenn der Geruch, Aussehen und Geschmack gut sind, dann herzlichen Glückwunsch zu Ihrem selbsthergestellten fermentierten Gemüse und selbsthergestellten Probiotika! Das Gemüse ist durch die Milchsäure haltbar gemacht worden, und es sitzen nun eine ganze Menge nützlicher Mikroorganismen darauf. Genießen Sie es.

Wenn es noch nicht die gewünschte Reife erreicht hat, schließen Sie das Glas wieder und lassen es weiterfermentieren. Achten Sie jedoch darauf, dass das Gemüse schön unter der Lake ist!

Nach 3-7 Tagen führen Sie diese Überprüfung erneut durch.

Die Aufbewahrung nach der Fermentation

Wie kann das Ferment nach dem Öffnen und Anbrechen nun aufbewahrt werden?

Sie können das Ganze umfüllen in kleinere Gläser, um es dann im Kühlschrank zu lagern. Dann können Sie auch immer ein Auge darauf behalten.

Prinzipiell können Sie das Ferment auch an jedem anderen Ort lagern. Nur: Je wärmer der Ort, desto ungebremster läuft die Fermentation weiter. Solange das Gemüse von Lake bedeckt ist, kann es auch nicht schlecht werden.

Je kühler, salziger und saurer, desto stärker wird das Wachstum jeglicher (guter oder „schlechter") Bakterien gebremst.

Ein gekühltes Ferment schmeckt oft auch besser.

Auch der Keller oder der Hausflur, wo es etwas kühler ist, sind gute Orte zur Lagerung. So kann das Ferment durchaus 3-6 Monate haltbar bleiben und manche sagen auch, dass sich der Geschmack dabei noch weiter verbessert. Fermentation ist eine Konservierungsmethode, weshalb es nicht schlimm ist, statt nach 6 Wochen Fermentation erst nach einem halben Jahr das Glas anzubrechen. Wichtig ist nur, dass Sie es nach den 6 Wochen kühlen.

Wenn Sie das fertig fermentierte Glas zügig, innerhalb von einer Woche verbrauchen, können Sie es definitiv bei Zimmertemperatur lagern. Wenn der pH-Wert 4,6 oder niedriger ist, werden Schimmelprozesse effektiv eingedämmt. Lagern Sie es weiterhin dunkel, damit die Vitamine erhalten bleiben. Und zudem sollten Sie das Ferment konstant überprüfen und im Zweifelsfall verwerfen.

Entnehmen Sie das fermentierte Gemüse immer mit sauberem Besteck.

Die Zufuhr von Probiotika aus Ihren Fermenten

Fangen Sie mit wenig Gemüse an. Sollte eine positive Wirkung eintreten, steigern Sie langsam die Menge.

Ergänzen Sie immer mit rohem, frischen Gemüse der Saison.

Den maximalen Effekt der Probiotika erreichen Sie, wenn Sie das Ferment bzw. seinen Saft im Stehen (das verkürzt die Magenpassage) und auf nüchternen Magen (z.B. als Vorspeise) nutzen.

Guten Appetit!

Literaturnachweise dieses Kapitels:

---

[1] Pederson 1980 Monographie

[2] McGovern et al. 2004

[3] Agriculture and Consumer Protection 1998 FAO-Report.

PART Ib – Hintergrund-Informationen zum Fermentieren

Die Herstellung eines gelungenen Fermentes und damit nicht nur gesunder Probiotika, sondern auch einer kulinarischen Ergänzung des Speiseplanes ist eine Wissenschaft für sich.

Dieses Kapitel soll Ihnen nützliche Informationen geben, damit Sie Ihren Herstellungsprozess optimieren können.

Wie läuft die Fermentation genau ab?

Überall, in der Luft, in der Erde, auf Ihrer Haut oder in Ihrem Körper finden sich Bakterien.

Auch auf dem Gemüse, das Sie kaufen. Deshalb gelingt es auch so leicht, Gemüse ohne jegliche Startkulturen (d.h. wild) zu fermentieren. Wir selektieren die Milchsäurebakterien, indem wir für sie perfekte Lebensbedingungen herstellen (Temperatur, Salzgehalt, Sauerstoffabschluss und der Zellsaft des Gemüses als Nahrung). Den Rest machen sie für uns. Die Bakterien, die überleben sollen, sind **mesophil**, d.h. bei ganz normalen Temperaturen teilungsfähig. Viele Joghurt-Bakterien sind dagegen **thermophil**, d.h. sie benötigen höhere Temperaturen (etwa 42-45 °C).

Wenn Sie Joghurt herstellen möchten, dann rühren Sie eine Starterkultur in pasteurisierte (und nicht-homogenisierte) Milch ein und stellen Sie in einen Joghurtbereiter.

Die hier genutzte Gemüse-Fermentation verläuft in zwei Schritten: zuerst wird die Startphase eingeleitet und ungefähr ab Tag drei schließt sich die eigentliche Milchsäuregärung an.

Da die Startphase schnell überbrückt werden soll, sorgt man **anfangs für höhere Temperaturen von 20 bis 22 °C**. Hier wird der vorhandene Sauerstoff verbraucht und schrittweise von Kohlendioxid verdrängt. Die schädlichen Keime haben in der kurzen Zeit keine Chance, sich zu vermehren.

Die einsetzende Fermentation können Sie also durch Luftblasen, die an die Oberfläche steigen, erkennen. Gewichte verhindern, dass das Gemüse eventuell aus der Lake gedrückt wird.

Die danach einsetzende Milchsäuregärung **ab Tag 3 soll langsamer verlaufen. Deshalb ist hier die optimale Temperatur von etwa 18 °C**, die Sie z.B. sicherstellen, wenn Sie die Gläser in den Hausflur stellen. Der Keller ist oft so kalt, dass die Fermentation länger dauert. Er wird also eher dazu genutzt, fertige Fermente zu lagern. In diesem Fall muss er aber wirklich kühl genug sein. Ein Heizungskeller ist also nicht geeignet.

Mittels eines Joghurtthermometers können Sie die Temperatur im Ferment überprüfen, um den Prozess zu optimieren.

Die Milchsäuregärung dauert in der Regel etwa 10-20 Tage, manche Gemüse brauchen jedoch etwas länger. Sauerkraut (Weißkohl und Rotkohl) brauchen etwa 4-6 Wochen.

Sobald die gewünschte Fermentationsstufe erreicht ist, kann der Fermentationsprozess über eine noch stärkere Kühlung stark ausgebremst werden. Ein absoluter Stop wird damit jedoch auch nicht erreicht.

Eine Bremsung der Fermentation wird nötig, wenn das Gemüse zu sauer wird. Diese erreichen Sie durch:

- **Kühlung**
- **Mehr Salz**
- **Glas früher anbrechen**
- **Andere Gemüse-Sorten**

Ab einem pH-Wert von etwa 4,1 oder tiefer, kann sich keine Fäulnis mehr bilden. Allerdings steigt mit zunehmender Fermentationsdauer Histamin an, worauf allergische Reaktionen möglich sind.

Je saurer das Gemüse, desto mehr Kohlenhydrate wurden abgebaut und zu Säure umgewandelt.

Wichtig auch: Da es sich um eine Milchsäure-Gärung, und keine alkoholische Gärung handelt, entsteht bei der hier beschriebenen Vorgehensweise **kein Alkohol.**

Wie viel Salz soll ich nehmen?

Generell wird empfohlen, 2 % vom Gewicht des Gemüses als Salz hinzuzufügen.

Es soll erneut betont werden, dass das Salz unraffiniert und von bester Qualität sein sollte. Dadurch können sich die salztoleranten, anaeroben Bakterien optimal vermehren.

Je mehr Salz Sie verwenden, desto stärker wird die Fermentation gebremst, weil dann eine stärkere Selektion zugunsten der Milchsäurebakterien-Arten betrieben wird. Das Endergebnis wird jedoch saurer und knackiger sein. Beginnen Sie also erst einmal mit 2 % Salz.

Ab 3 % Salz werden wieder einige Sub-Spezies der Milchsäurebakterien ausgeschlossen, wie z.B. Lactobacillus mesenteroides, mit zunehmender Salzkonzentration auch andere, bis bei 10 % Salz eine Pökelung stattfindet – bei dieser Methode wird jegliches mikrobielles Leben abgetötet.

Startkulturen nutzen oder wild fermentieren?

Am Anfang ist die Neigung oft groß, "auf Nummer sicher zu gehen" und Starterkulturen zu nutzen.

Doch darunter leidet die Fermentation. Die besten Ergebnisse und die höchste Diversität an Mikroorganismen erzielen Sie, wenn Sie jedes Ferment frisch und ohne Startkulturen ansetzen.

In der alten Lake (bzw. der Startkultur) sind oft nur ganz wenige Arten, die das neue Ferment sofort dominieren. Die Sukzession, das Durchlaufen aller Phasen, das Ablösen einer Milchsäurebakterienart von der nächsten, wird mit der Verwendung von Startern übersprungen.

Am Anfang sind heterofermentative Milchsäurebakterien aktiv, d.h. Keime, die nicht nur Milchsäure produzieren. Danach erlangen die homofermentativen Keime die Macht und produzieren nur noch Milchsäure. Wird die erste Phase ausgelassen wird der Geschmack weniger rund und vielfältig. Das ist z.B. bei gekauftem Sauerkraut, bei dem immer Starter genutzt werden, der Fall.

Wie lange soll ich fermentieren?

Wird ein Ferment zu lange fermentiert, entwickelt sich ein herber, strenger Geschmack. Wird es zu kurz fermentiert, ist die Haltbarkeit eingeschränkt.

Im Internet finden sich die folgenden Angaben zur optimalen Fermentationsdauer unterschiedlicher Gemüsesorten. Die unterschiedlichen Zeitangaben rühren daher, dass die Dauer von den Bedingungen (Temperatur, Salzgehalt etc.) abhängig ist.

Daher sind diese Daten nur Richtwerte, die Sie durch Ausprobieren und Erfahrung präzisieren sollten:

- ❖ Blumenkohl: 10-20 Tage
- ❖ Grüne Bohnen: 5-14 Tage
- ❖ Chinakohl (Kimchi): 5-7 Tage
- ❖ Fenchel: 3 Wochen
- ❖ Gurken: 2 Wochen (4-%-Lake mit Wasser herstellen)
- ❖ Karottensticks: 3 Wochen, 10 Tage bis 2 Wochen (2-%ige Salzlake mit Wasser herstellen)
- ❖ Kohlrabi: 7-10 Tage
- ❖ Rettich: 2 Wochen
- ❖ Rotkohl-Sauerkraut: 4-6 Wochen
- ❖ Rote Beete (Beet Kvass): 1-3 Wochen (2-%-ige Salzlake mit Wasser herstellen)
- ❖ Weißkohl-Sauerkraut: 4-6 Wochen
- ❖ Grüner Spargel: 10 Tage

- ❖ Radieschen. 14 Tage
- ❖ Zwiebeln: 2 Wochen, z.T. bis zu 3 Wochen

Gibt es auch Nachteile vom Sauerkraut-Konsum?

Kohlgemüse enthält wie jedes andere Gemüse auch Abwehrstoff, die sie vor natürlichen Feinden schützen. Man nennt diese Substanzen auch **sekundäre Pflanzenstoffe**.

Im Kohl sind u.a. **Goitrogene** enthalten. Diese hemmen die Iodaufnahme. Auch wenn durch Fermentation der Goitrogen-Gehalt im Kohl gesenkt wird[1], sollten Sie, wenn Sie viel fermentiertes Gemüse essen wollen, auch andere Gemüsesorten nutzen. Mithilfe von Meeres-Algen können Sie zudem Ihre Iodzufuhr erhöhen.

Beim Fermentieren entsteht zudem **Histamin**. Wenn Sie hierauf empfindlich reagieren (u.a. Jucken an Zunge und im Mund), dann sollten Sie die Dosis reduzieren und die Fermentationsdauer verkürzen.

Mein Tipp deshalb: Essen Sie Gemüse auch roh, gekocht, gedünstet etc. Wechseln Sie die Zubereitungsmethode ab. Fermentiertes Gemüse sollte nur eine Ergänzung des Speiseplanes darstellen.

Generell werden **Probiotika** in wissenschaftlichen Papieren als sicher, nebenwirkungsfrei und gesund beschrieben[2]; manche Papiere bezeichnen sie im schlechtesten Fall bei bestimmten Erkrankungen als nutzlos.

PART II – Perspektiven von Probiotika für Ihre Gesundheit

Ich habe eine Menge von wissenschaftlichen Quellen durchsucht, um einerseits die Wirkmechanismen von Probiotika in unserem Körper zu verstehen und andererseits nachzuvollziehen, welche Rolle sie bei der unterstützenden Therapie bei bestimmten Erkrankungen spielen könnten.

Die Ergebnisse dieser Recherche sind nun im restlichen Buch niedergeschrieben. Dieser Teil soll Ihnen helfen, Probiotika und fermentiertes Gemüse im Rahmen einer für Sie gesunden Lebensweise gezielt einzusetzen.

Wie wirken Probiotika im Menschen?

Probiotika üben auf drei Ebenen einen Effekt auf unsere Gesundheit aus[3]:

- Nach der Zufuhr agieren sie in unserem Verdauungstrakt durch ihre zumindest temporäre Anwesenheit (sie stellen z.B. **Verdauungsenzyme** her oder **kommunizieren** mit den dortigen Mikroorganismen). Ob sie sich selbst dauerhaft ansiedeln können, ist noch nicht abschließend untersucht worden.
- Sie kommunizieren direkt mit unseren Darmschleimhaut-Zellen. Darüber regulieren Sie die **Öffnung unserer Darmbarriere** und **Immunzellen**, die zwischen Darmwand und Blutbahn sitzen.
- Sie beeinflussen direkt unser **angeborenes Immunsystem** und

andere Organe, wie das **Gehirn** oder die **Leber**.

Milchsäurebakterien sorgen an unseren Körperbarrieren (Haut, Darm, Vagina, Lunge) für ein saures Milieu und erschweren dadurch die Ansiedlung, Ausbreitung und das Eindringen anderer, unerwünschter Mikro-Bewohner.

Andere Probiotika produzieren statt Milchsäure wiederum kurzkettige gesättigte **Fettsäuren** (z.B. Buttersäure/Butyrat), was für den gleichen Effekt sorgt. Zudem können diese Fettsäuren die Darmschleimhaut ernähren.

Durch die Besetzung mit guten Keimen werden wir zudem robuster gegen die Fehlbesiedlung und die Pathogen-Invasion[4].

Man nennt diesen Effekt auch Kolonisationsresistenz.

Zur Herstellung dieser Säure-Substanzen produzieren diese hilfreichen Mikroorganismen in unserem Verdauungsapparat Enzyme, die uns bei der Weiterverarbeitung unserer Nahrung helfen.

Die oben beschriebene Fermentation ist eine außerkörperliche „Vorverdauung", d.h. die Nahrung wird bereits außerhalb des Verdauungstraktes aufgeschlossen. Dieser muss in der Folge weniger leisten, um die Nahrung bioverfügbar zu machen.

Probiotika erweitern mit der Besiedlung unseres Körpers unsere Genetik, da sie Stoffe herstellen, für die wir in unserer eigenen DNA keinen Code haben. Dadurch, dass wir wild und lokal fermentieren, kultivieren wir genau die Probiotika, die in unserer aktuellen Umgebung „Sinn ergeben".

Diese helfen uns also nicht nur, lokale Nahrung zu verdauen, sondern wahrscheinlich auch generell besser mit unseren Umgebungsbedingungen zurechtzukommen (Stichworte hier: Temperatur, Psyche, weniger Kohlenhydrate im Winter etc.): Das legen zumindest die vielen Studien nahe, die auf einer breiten Palette positive Effekte für unsere Gesundheit gezeigt haben.

Genauso kann das saure Ferment unseren Magen entlasten, der selber weniger Magensäure produzieren muss, denn die Fermentsäure hat bereits schädliche Keime neutralisiert.

Siedeln sich nun diese nützlichen Milchsäurebakterien und andere Keime aus den Probiotika auch noch in unserem Dünndarm an, dann ist der Effekt der Probiotika dauerhaft, greift also in der Zukunft weiter.

Darüber hinaus verkürzt sich die Transitzeit der Nahrung durch die Zufuhr von Probiotika[5]: Das bedeutet, dass Nahrung kürzer in Kontakt mit unserer Darmschleimhaut kommt. Wir nutzen sie energetisch schlechter aus, was heute – in Zeiten des Nahrungs-Überflusses – nicht nur helfen kann, eine Gewichtszunahme zu vermeiden. Ab einem gewissen Grad gilt auch: Je langsamer der Durchlauf der Nahrung durch unser Verdauungssystem ist, desto schädlicher sind die Produkte, die unsere Darmflora beim Abbau produzieren[6].

Wenn wir jedoch statt Verstopfung Durchfall haben, wirken Probiotika auch diesem entgegen[7]: Das heißt also, dass Probiotika anscheinend die Darmbewegung normalisieren.

Generell scheint die Beschaffenheit unserer Darmbesiedlung direkt in Zusammenhang mit der Energieausbeute zu stehen[8]. Wenn wir unsere Barrierenbesiedlung also mithilfe von viel Gemüse und Probiotika verbessern, dann stellen unsere Darmbewohner für uns gesündere Verdauungsprodukte her und wir verringern die energetische Ausnutzung der zugeführten Nahrung[9]. Das kann sogar so weit gehen, dass Sie „resistent" gegen Übergewicht werden.

Sie kennen sicherlich Leute die anscheinend essen was sie wollen und trotzdem nicht dick werden. Das könnten sie ihrer Darmbesiedlung verdanken.

Auch unser Immunsystem profitiert von probiotischen Lebensmitteln. Es wird durch den Kontakt mit harmlosen Keimen sozusagen ständig trainiert und lernt, immer besser zwischen Freund und Feind zu unterscheiden, was z.B. wichtig ist um Allergien zu vermeiden[10].

Für die Behandlung von Autoimmunerkrankungen sind für die Stämme Bifidobakterien und Milchsäurebakterien (Lactobacillus), die beide in fermentiertem Gemüse vorkommen, die meisten positiven Effekte gefunden worden[11]. Aber auch andere Probiotika könnten hier präventiv Wirkung zeigen[12].

Bewohner ländlicher Regionen haben genau diese beiden Probiotika-Stämme oft vermehrt in ihrem Verdauungstrakt sitzen – bei städtischen Vergleichsgruppen sind Bifido- und Lacto-Bakterien dagegen verringert[13].

Je „evolutionär bekannter" diese Probiotika sind, desto beruhigender wirken sie auf unser Immunsystem, den Darm und sogar unser Gehirn (d.h. z.B. auf unsere Stimmung)[14]! Denn es lässt sich kaum verhindern, dass ab und zu Keime in unsere Blutbahn gelangen. Es lässt sich jedoch sehr wohl beeinflussen, welche Keime das sind – einfach dadurch, dass wir unsere Barrieren-Besiedlung verändern.

Stress öffnet unsere Barrieren

Es ist nicht nur kaum zu vermeiden, dass über unsere Körperbarrieren Mund, Darm, Haut etc. Keimen in unsere Blutbahn gelangen.

Wenn wir **Stress** haben, wird die Darmbarriere sogar "willentlich" ein wenig weiter geöffnet, um u.a. Glucose (**Energie**) schneller einströmen zu lassen[15], um in der jetzt erwarteten Flucht- oder Kampf-Reaktion bessere Chancen zu haben.

Das ist der Grund, warum der Kontakt mit „guten" Bakterien über Nahrung oder unserer eigenen Darmbarriere von enormer Bedeutung ist. Denn Stress selbst lässt sich kaum vermeiden und sollte auch nicht dauerhaft gemieden werden.

Stattdessen sollten wir unsere Besiedlung pflegen.

Wir werden darauf noch näher darauf eingehen.

Doch zuerst die wichtigere Frage: Können wir überhaupt Einfluss darauf nehmen, wie unsere Barrieren besiedelt sind?

Kann die Zufuhr von Probiotika unsere Darm-Besiedlung verändern?

Prebiotika bzw. unsere Nahrung generell beeinflusst unsere Barrieren-Besiedlung definitiv. Je nachdem, welche Bakterien etwas zu fressen finden, vermehren sich z.B. die Gemüse-Verwerter dann mehr, wenn wir viel Gemüse essen.

Einen kurzfristigen Einfluss auf die Dickdarmbesiedlung (der hintere Teil unseres Verdauungsapparates) zu nehmen, scheint bei Erwachsenen eher nicht möglich[16], bei

Kleinkindern dagegen schon[17]. Besonders wenn Ihr Kind per Kaiserschnitt geboren wurde, kann eine Therapie mit Probiotika sehr, sehr sinnvoll sein. Wenn das Kind jedoch noch gestillt wird, sollten Sie tatsächlich bestimmte Probiotika als Pulver kaufen (als hilfreich haben sich u.a. Bifidobacterium infantis und Lactobacillus rhamnosus herausgestellt).

Bei älteren Menschen, bei denen eine Fehlbesiedlung im Dickdarm vorliegt, könnte eine Stuhl-Transplantation die geeignete Therapie sein. Hier werden Keime von gesunden Menschen aus dem Stuhl gefiltert und in den Dickdarm des z.B. von einer Clostridium-Überwucherung betroffenen Menschen eingesetzt. Die Erfolgsquote dieser Therapie ist relativ hoch, sie liegt bei etwa 90 %.

Auf die Besiedlung des Dünndarms, den vorderen Teil unseres Verdauungstraktes, können wir anscheinend auch in unserem ganzen Leben direkt beeinflussen. Genauso wie **Antibiotika-Kuren** bereits die Darmbesiedlung nachhaltig verändern können[18], können dies auch **Probiotika**[19].

Auch wenn die Studien nicht vollkommen eindeutig sind: Ein Versuch ist es definitiv wert. Sie können mit diesem Set sogar selbst testen, ob sich Ihre Besiedlung verändert: https://www.amazon.de/gp/product/B005LBKCEW

Wenn Sie dieses Set nutzen, sollten Sie jedoch vor jedem Test etwa eine Woche lang jegliche Zufuhr von Probiotika absetzen, um das Ergebnis nicht zu verfälschen.

Generelle Maßnahmen zur Pflege einer gesunden Barrieren-Besiedlung

Wie bereits erwähnt, wird in Stresssituationen u.a. die Darmbarriere etwas weiter geöffnet, um Glucose, Natriumionen und Wasser (Energie) effektiver einströmen zu lassen. Damit gelangen immer auch Keime der Körperoberflächen in die Blutbahn, die das **Immunsystem aktivieren.**

„Alte Freunde" beruhigen das Immunsystem rasch wieder, eine nachteilige Besiedlung aktiviert das Immunsystem dagegen nachhaltig und in unerwünschter Weise.

Es ist deshalb von elementarer Bedeutung, eine gesunde Barrierenbesiedlung anzustreben.

Die erste und wichtigste „Impfung" unserer Barrieren mit Keimen erfolgt bei der vaginalen Geburt.

Später werden fermentiertes Gemüse (Probiotika), Gemüse generell (Prebiotika) etc. genutzt, um die Besiedlung positiv zu beeinflussen. Weitere Punkte werden wir in der Folge aufschlüsseln.

Prebiotika sind Ballaststoffe, von denen sich „gute" Bakterien ernähren können.

a) **Schlechte Barrieren-Besiedlung erkennen**

Wie erkennen wir nachteilig besiedelte Barrieren?

Ein schlechter Geruch ist der erste Indikator. Was passiert wenn Sie mal einen Tag nicht

die Zähne putzen oder nicht duschen können?
Weitere Details im Folgenden:

1. **Mund**: Periodentale Probleme sind der
   wichtigste Indikator für eine geöffnete
   und fehlbesiedelte Mundbarriere. Wenn
   beim Zahnseide benutzen das
   Zahnfleisch blutet, wissen Sie, dass Sie
   bereits chronische Entzündungsherde im
   Mundraum haben.

   Ein weiterer Test für eine
   Fehlbesiedlung ist das Testen des
   pH-Wertes. Bestellen Sie sich
   Teststreifen, am besten solche
   speziell für Urin und Speichel mit
   einem Anzeigebereich von 4,9-7,9.
   Diese sind genauer als übliche
   Papiere.

   Befeuchten Sie morgens direkt
   nach dem Aufstehen einen

Teststreifen mit Speichel. Der Wert sollte bei etwa 6,8-7,3 liegen. Liegen Sie tiefer, ist das ein Frühindikator dafür, dass eine Fehlbesiedlung vorgeht. Krebspatienten weisen z.B. oft einen Wert von unter 6,0 auf. Zahnverfall passiert bei einem pH-Wert von 5,5 und niedriger.

2. **Haut:** Eine gute Hautbesiedlung macht ihre Haut (außer an den Intimzonen) nach dem Abspülen mit Wasser nahezu geruchlos.

b)   Gute Keime nicht bekämpfen

Körperhygiene: Um vorteilhafte Keime nicht von ihren Barrieren zu eliminieren, sollten Sie auch Ihre Haut nicht großflächig mit aggressiven Seifen waschen oder sich die Zähne mit desinfizierenden Zahncremes putzen.

Auch die Nutzung von Antibiotika muss einen triftigen Grund haben. Denn solche Maßnahmen können dazu führen, dass die Kolonien Ihrer „guten Keime" so geschwächt werden, dass sich in der Folge pathogene Keime ausbreiten können.

Vor der Erfindung moderner Seifen wurden unsere Barrieren wahrscheinlich reichlich von Ammoniak-oxidierenden Bakterien (AOB), z.B. der Spezies **Nitrosomonas eutropha** kolonisiert. Diese sind in der Natur sehr reichlich im Erdboden zu finden. AOBs sind jedoch hochsensibel gegenüber Alkylbenzolsulfonat-Detergenzien, die in vielen Kosmetika und Pflegeprodukten heutzutage zu finden sind. Wenn Sie einen

Monat brauchen, auf Ihrer Haut AOBs anzusiedeln, so können sie diese mit 2 solchen Duschen wieder eliminieren.

Diese ganzen teuren, duftenden Reinigungsmittel, Shampoos und Duschmittel brauchen sie nicht – sie schaden Ihnen noch viel mehr, als dass sie einen Nutzen haben. Eine einfache Kernseife oder eine Aleppo-Olivenölseife und ein Waschlappen tun es auch. Rubbeln Sie sich nach dem Duschen nicht ab.

Die normalerweise auf unserer Haut lebenden Bodenbakterien können NO (Stickstoffmonooxid) produzieren[20], was dann wiederum in unseren Blutkreislauf gelangt. Fehlen diese AOBs auf unserer Haut, fällt die Umwandlung von Harnstoff (Urea) und Ammoniak aus unserem Schweiß in Nitrit und NO weg.

Zu den positiven Effekten von NO auf unsere Gesundheit finden sich zahlreiche Studien: Von einer Senkung des Blutdruckes, Gewichtsregulation, besseren Durchblutung, höhere Libido, Insulinsensibilität, Gedächtnisverbesserung und Leistungssteigerung ist u.a. die Rede[21].

c)   Schlechte Keime nicht füttern

Industrielle Nahrung reduzieren: Oft werden im industriellen Verarbeitungsprozess nicht nur Probiotika, sondern auch Präbiotika entfernt. Ein Apfel enthält z.B. die Präbiotika Pektin und andere Ballaststoffe, während Apfelsaft davon nichts mehr enthält. Bei Industrie-Süßigkeiten oder süßen Soft-Drinks das gleiche: Alle Begleitstoffe sind entfernt worden und nur noch der reine Zucker trifft auf ihren Verdauungstrakt. Insbesondere auf leeren Magen sollten Sie solche Nahrungsmittel niemals zu sich nehmen. Ihre Barrieren sind dem dann ungeschützt und ungehemmt ausgesetzt und das fördert eine nachteilige Besiedlung enorm[22].

Dazu kommt unsere Mahlzeitenfrequenz. Wenn wir essen und Nahrung in unserem Verdauungstrakt ist, können sich unsere Darmbewohner vermehren.

In den Fastenphasen geht die Zahl dieser jedoch wieder zurück. Genau in diesen Phasen kann unser Immunsystem am leichtesten Einfluss auf unsere Besiedlung nehmen. Je länger wir fasten, desto einfacher hat es unser Immunsystem, diese Darm-Mikro-Ökologie z.B. durch antimikrobische Peptide zu formen.

Das ermöglichen Sie natürlich am effektivsten, wenn Sie 14-20 Stunden fasten (Frauen kürzer, Männer länger), am besten 2-3 x pro Woche. Eine andere Möglichkeit, diese Formung durch Ihr Immunsystem zuzulassen, ist es, metabolisch zu fasten.

Beim metabolischen Fasten führen Sie nur Nahrung zu, die „schlechte" Keime in Ihrem Darm ausschließt: Fermentiertes Gemüse, grünes Blattgemüse, Essig, Olivenöl und Kokosöl sind hier geeignete Nahrungsmittel. Sie verzichten also 6 x pro Woche auf das Frühstück und nehmen Ihre erste Mahlzeit gegen Mittag ein. Davon führen Sie 3 Tage die Woche mit dem ersten Hunger die genannten Lebensmittel zu, und bleiben bis zur Zufuhr des Mittagessens im metabolischen Fastenzustand.

An den restlichen Tagen lassen Sie Ihrem Verdauungssystem eine vollständige Pause, indem Sie bis zur ersten Mahlzeit des Tages gar nichts essen.

Auf das Frühstück zu verzichten klingt erst einmal für viele, die sich an die Morgenmahlzeit über Jahre gewöhnt haben, abschreckend. Doch Sie werden sich normalerweise relativ schnell an ihr Auslassen anpassen, etwa nach 1-2 Wochen.

In der Literatur wird ein solches Nahrungs-Timing **intermittierendes Fasten** genannt. Es hat abgesehen von den Ruhezeiten für Ihr Verdauungssystem eine Reihe von weiteren Vorteilen für Ihre Gesundheit und Wohlbefinden[23]: Blutvolumen kann, wenn Sie nicht ständig essen, am Morgen Gehirn und Muskulatur zufließen und der Körper recycelt alte Körperzellen und Zellbestandteile aus[24]. Das wird erst als nötig erachtet, wenn der Nachschub von außen ausbleibt.

Auch Ihr Gehirn wird enorm von diesen Fastenphasen profitieren[25].

d)   Barrieren schließen und Immunsystem beruhigen

Generell sollten die Barrieren nicht chronisch geöffnet sein – auch wenn diese Öffnung nur in geringem Maße stattfindet.

Denn diese geöffnete Darmbarriere aktiviert das Immunsystem, dem damit auch die möglichen Erreger präsentiert werden. Das ist alles kein Problem, wenn der Stress nicht zu lange andauert.

Doch chronischer Stress trägt zu dem „leaky barrier"-Syndrom bei: Löchrige Barrieren, von welchem wiederum eine Reihe von Folgeerkrankungen ausgehen können. Akne, chronische Erschöpfung, Nahrungsmittelunverträglichkeiten, Autoimmunerkrankungen, Rheumatoide Arthritis, Multiple Sklerose sind nur einige der möglichen Folgen, die den gesamten Körper betreffen[26].

Das ist nicht nur problematisch, weil wir uns leichter mit Krankheitserregern infizieren und das Immunsystem in einem hyperaktiven Zustand auch eigenes Körpergewebe angreift, sondern auch weil das Immunsystem über einen langen Zeitraum an der Energieversorgung zehrt.

Das Energie-zehrende Immunsystem als möglicher Verursacher vieler Krankheiten der Zivilisation

Unser Körper ist nicht in der Lage, alle unsere Körpersysteme und –vorgänge konstant mit Energie zu versorgen, weshalb wir einen inneren Rhythmus aufweisen, in welcher die Energiezuteilung je nach Tages- und Jahreszeit verändert wird.

Jeder chronische Verbraucher stört diese flexible Umverteilung und führt gleichzeitig dazu, dass andere Gewebe an der Vernachlässigung (die zu geringe Zuteilung von Energie und Ressourcen) erkranken können. Wir spüren einen chronischen Verbraucher u.a. an einer starken Verringerung des sexuellen Verlangens und einem Unwillen bzw. Unfähigkeit gegenüber Veränderungen und zu lernen. Auf Dauer kann es zu Osteoporose, Neurodegeneration, Muskelschwund oder Haarausfall führen.

Ein Immunsystem verbraucht in Ruhe etwa 50-85 kCal/Tag[27], was etwa 4 % des Energie-Budgets ist, welches wir haben. In Ausnahmesituationen, sprich bei einer akuten Infektion, schnellt dieser Energieverbrauch auf bis zu 90 %, oder auch 2.000 kCal/Tag und mehr hoch[28]. Das merken wir sofort: Keine Energie für Muskeln (Bewegung), Gehirn (Lernen etc.), Verdauung (Hunger, essen) oder Geschlechtsorgane (Sex). Wir wollen einfach nur noch ruhen und im Bett verbleiben.

Bei schwächerer Infektion bzw. bei genannter niedriggradiger Aktivität verbraucht ein Immunsystem etwa 250 bis 500 kCal/Tag[29], was etwa 200-400 kCal/Tag über dem normalen Ruheverbrauch liegt. Das ist, was tagein, tagaus, unsere Energieverfügbarkeit schmälert und nicht nur zu Energielosigkeit führt, sondern auf Dauer auch zu genannten Krankheiten der Vernachlässigung.

Nimmt man all diese Auswirkungen eines chronisch niedriggradig aktivierten Immunsystems zusammen, dann dürfte sie ein wichtiger Wegabschnitt zu vielen, wenn nicht sogar zu fast jeder Zivilisationserkrankung sein – sei es Alzheimer, Krebs oder eine Autoimmunerkrankung[30].

Eine Schließung der Barrieren führt dazu, dass diese ständige, belastende Aktivität des Immunsystems zurückfährt und sollte deshalb elementarer Bestandteil jeder Therapie sein.

Maßnahmen zum Schließen der Barrieren

- **Nahrung, die förderlich ist**: Zink (z.B. als Zink-Methionin)[31], L-Glutamin[32] und L-Glycin (bzw. Gelatine)[33] sind Nahrungsergänzungsmittel, die einen positiven Einfluss auf die Barrierefunktion haben können, sofern ein Mangel besteht (was sehr häufig ist). Äpfel sind direkte Nahrung als Medizin für die Barrieren[34].

- Safran ist eine weitere Substanz, die hilft, die Barrieren zu schließen.

- Kokosöl, Lactoferrin und Mannose sind natürliche Substanzen, die das Immunsystem unterstützen. Sie wirken antibakteriell und antiviral, und können z.B. bei Entzündungsherden oberflächlich oder innerlich angewendet werden.

Es hat sich in einigen Studien gezeigt, dass die fermentierten Produkte stärker entzündungshemmend wirken als das rohe Ausgangsnahrungsmittel[35]. Dies sollten Sie nutzen, indem Sie einen Teil Ihrer Ernährung über fermentierte Produkte gestalten.

- **Nahrung, die kontraproduktiv ist**: Andererseits können bestimmte Nahrungsmittel das Immunsystem direkt aktivieren oder unsere Barrieren beschädigen. Entzündungsförderlich wirken u.a. AGEs[36], Lektine, Saponine, Gluten, Omega-6-Fettsäuren (alle enthalten in **Getreide, Soja und ihre Öle; Achtung auch bei Masttierfleisch**, welches damit gefüttert wurde!), Aluminium und Schwermetalle. Da wir über unseren Darm am großflächigsten in Kontakt mit unserer Umwelt stehen, ist es sehr angeraten, diese Nahrung zu reduzieren. Essen Sie statt Getreide und insbesondere raffinierte Kohlenhydrate (Zucker, Weißmehl etc.) lieber Wurzelgemüse, grünes Blattgemüse und saisonale Früchte[37]. Gönnen Sie sich 1-2 x pro Woche ausgewählte Getreideprodukte, anstatt diese 3 x am Tag zu verzehren.

- **Eine förderliche Aufteilung Ihrer Mahlzeiten**: Reduzieren Sie Ihre Mahlzeitenfrequenz.

Nach jeder Mahlzeit findet eine Entzündungsreaktion statt, die auch den Hypothalamus umfasst[38]. Am einfachsten ist es für viele nach einer kurzen Umgewöhnung, auf das Frühstück zu verzichten und danach jeweils eine sättigende Mittags- und Abendmahlzeit einzunehmen.

- **Medikamente**: Sogenannte NSAIDs (Non-steroidal anti-inflammatory drugs: Advils, Motrin, Ibuprofen, etc.) führen direkt zur Öffnung Ihrer Barrieren[39]. Treten Sie in Rücksprache mit Ihrem Arzt, um gegebenenfalls die Einnahme zu reduzieren oder ganz auszulassen.
- **Guter Schlaf** wirkt generell positiv auf das Immunsystem[40].

- Chronischer **Stress** muss vermieden, ausgewichen oder gelöst werden, um eine Schließung der Barrieren zu erreichen[41]. Überlegen Sie sich, wenn Sie etwas belastet, was Sie unternehmen können oder sollten. Und tun Sie es sobald wie möglich anstatt es zu verdrängen.

Über den gesundheitlichen Wert einer gesunden, geschlossenen Barriere noch tiefergehend zu philosophieren, würde den Rahmen dieses Buches sprengen. Doch wenn Sie sich überlegen, was dort alles hereinkommen könnte, wenn diese Verteidigungslinie offen steht, dann wird es auch klar, warum chronisch geöffnete Barrieren mit unglaublich vielen modernen Erkrankungen in Verbindung stehen[42].

e)   Eine gesunde Barrierenbesiedlung anstreben

Achten Sie generell darauf, viel grünes Blattgemüse, Früchte der Saison, Wurzelgemüse wie Karotten, Pastinaken etc.

und andere Ballaststoffquellen (**Prebiotika**), aber andererseits auch günstige **Probiotika** durch die Nutzung des bereits beschriebenen fermentierten Gemüse regelmäßig zuzuführen.

Zielen Sie darauf ab, 700 g (als Frau) bis 1.000 g (als Mann) ballaststoffreiches Gemüse am Tag zu essen, zu einem Teil als fermentiertes Gemüse, als verschiedene rohe Gemüsesorten und andere ballaststoffreiche Nahrung. Schrauben Sie schrittweise und langsam so hoch, dass Sie keine nennenswerten negativen Begleiterscheinungen (wie Blähungen) spüren. Dies wird Ihre gesunden Keime zum Gedeihen bringen und die potenziell abträglichen Keime reduzieren[43].

Das wiederum hilft Ihnen, Ihr Gewicht zu regulieren und die Immunaktivität zu normalisieren[44]. Trinken Sie zudem reichlich reines Quellwasser oder gefiltertes Leitungswasser.

Auf der anderen Seite vermeiden Sie durch bereits genannte Maßnahmen, dass schädliche Bakterien wuchern können. Sie können auch spezifisch auf die Besiedlung einzelner Kontaktflächen zur Außenwelt einwirken:

Therapie spezifisch für die Mundbarriere: Sie sollten generell 3-4 x pro Woche die Zahnseide benutzen, um Ihre Zahnzwischenräume zu reinigen. Zudem können Sie Ihren Mund mit Probiotika behandeln. Schmieren Sie dazu probiotisches Pulver ohne Wasser oder den Saft von einem selbst hergestellten Probiotikum vor dem Schlafengehen auf Ihr Zahnfleisch. Massieren

Sie es richtig ein, auch wenn es blutet.
Wichtig: Danach nicht die Zähne putzen.

Jedes Mal, wenn Sie Süßigkeiten gegessen haben, spülen Sie direkt danach Ihren Mund mit Wasser aus. Putzen Sie sich nicht direkt nach dem Verzehr saurer Nahrung die Zähne, sonst entfernen Sie auch ihren aufgeweichten Zahnschmelz.

Diese Therapie wird Ihre Mundgesundheit drastisch verbessern[45].

Therapie spezifisch für die Hautbarriere:
Neben dem bereits nahegelegten Verzicht auf aggressive Seifen, können Sie auch Probiotika auf Ihrer Haut anwenden. Bei sehr unreiner Haut oder anderen Hauterkrankungen können Sie ein Bad in mit Probiotika und etwas Meersalz angereichertem Wasser versuchen. Die Studienergebnisse hierzu sind

vielversprechend[46]. Auch Moorbäder sind hier eine hervorragende Maßnahme.

Alles, was in diesem Buch zur Umsetzung bereits genannt wurde, ist aufgrund der dargelegten Mechanismen eine frühzeitige Maßnahme zur Prävention von modernen Zivilisationserkrankungen. Die richtige Besiedlung der Barrieren ist sehr wichtig.

Ok, Sie haben jetzt alle wichtigen Informationen erhalten, wie Sie Probiotika für Ihre Gesundheit einsetzen können. Es ist wirklich nur ein geringer Aufwand. Probieren Sie es einfach aus und sehen Sie welche Effekte es bringt.

Nun folgen noch die Literaturangaben, und dann kommen wir auch schon zum letzten Abschnitt des Buches.

Literaturnachweise zu diesem Kapitel:

[1] Abdel Gadir, W S und Adam 2000 Kontrollierte Fütterungsexperimente an Ziegen | Tolonen et al. 2002 chemische Analysen von fermentierten Weißkohl (Sauerkraut): Goitrogene, Thiocyanate und Goitrin werden durch Fermentation reduziert. | Abbau von Lektinen: Famularo et al. 2005a: Lactobakterien bilden abbauende Enzyme.

[2] Parvez et al. 2006 | Masood et al. 2011 | Shadnoush et al. 2013.

[3] Gerritsen et al. 2011

[4] Brown et al. 2009 | Maurelli und Bliven 2016.

[5] Miller und Ouwehand 2013

[6] Roager H. et al. 2016

[7] Ki Cha et al. 2012 RCT, placebo-kontrolliert bei IBS-Patienten.

[8] Basseri et al. 2012

[9] Chakraborti 2015 Review.

[10] Özdemir 2013 Review.

[11] Chae et al. 2012 Tierversuche, erfolgreiche Nutzung von Streptococcus thermophilus, Lactobacillus reuteri, L. acidophilus, L.

casei und Bifidobacterium bifidium gegen myasthenia gravis, eine neurologische Autoimmunerkrankung.

[12] Marietta et al. 2016 Tierversuche, hier Prevotella histicola verringert inflammatorische rheumatische Arthrose.

[13] Benno et al. 1986 Untersuchung des Stuhls von 17 Menschen (traditionell vs. western diet); Stadtbewohner (western diet) mehr Bacteroides, Clostridien und Bacillus subtilis.

[14] http://www.ncbi.nlm.nih.gov/pmc/articles/PMC2841838/figure/fig01/ Tabelle, mit welchen Mikro-Organismen wir wann in der Evolution in Kontakt getreten sind.

[15] Punder und Pruimboom 2015 Review.

[16] Kristensen et al. 2016 Systematischer Review von RCTs.

[17] Cox et al. 2010 RCT, placebo-kontrolliert und doppel-blind.

[18] Blaser 2011

[19] Scott et al. 2015 Review | Bartosch et al. 2005 RCT, placebo-kontrolliert mit älteren Menschen. Die Gabe von Bifidobacterium lactis, B. bifidum und Inulin (ein Prebiotika) veränderte sogar die Stuhlbesiedlung zum Positiven.

[20] Rook 2009

[21] Bescós et al. 2012; Giles 2006 beide Review.

[22] Turnbaugh et al. 2009 Tierversuche | Brown et al. 2012 Review.

[23] Pfeiffer, Andreas F H und Klein 2014 Review in der deutschen Ärztezeitung (deutsch).

[24] Die Autophagie wird durch Hunger angeregt: Bennett et al. 2000 Zellversuche | Chen et al. 2011 Tierversuche | Menconi et al. 2007 Review | Alirezaei et al. 2010 Versuche an nahrungs-restriktierten Mäusen, Nachweis von Markern, die Hochregulation neuronaler Autophagie belegen (Abbau Tau-Proteine, die auch Alzheimer-Symptome verursachen), Herunterregulation mTOR.

[25] Sleiman et al. 2016 Tierversuche, 4 Wochen, Ketonkörper DBHB (hier via „prolonged exercise") stimuliert BDNF-Bildung.

[26] Punder und Pruimboom 2015 Review.

[27] Berechnet aus Müller et al. 2013 für einen erwachsenen Mann von 82 kg (@ 20 % BF).

[28] Lochmiller und Deerenberg 2000 Review, bei schwerer Sepsis zwingt das Immunsystem sogar darauf, dass der Energieumsatz nicht-nachhaltig (auf Kosten von Körpersubstanz) erhöht wird, von 1.800 auf über 2.800 kCal/d (erwachsener Mann).

[29] Berechnet auf Basis 82-kg-Mann: Ruiz-Núñez et al. 2013 | Lochmiller und Deerenberg 2000 Review (+1 °C Fieber kostet 180-270 kCal/Tag) | Segerstrom 2007 Review | STRAUB et al. 2010 (gibt 25 % der BMR an) Review; die Daten hierzu sind kritisch zu sehen, da Messungen sehr schwierig sind.

[30] Punder und Pruimboom 2015 Review.

[31] Sturniolo et al. 2001 CT, n = 12 Patienten mit Morbus Crohn (entzündliche Darmerkrankung); Dosis: 3 x 110 mg/d (Zinksulfat); aktuell würde ich therapeutisch 1 x 45 mg Zink-Methionin am Abend empfehlen.

[32] Yoshida et al. 1998 RCT, n = 13 Patienten mit Speiseröhrenkrebs (Chemotherapie zerstört die Barrieren), Dosis 30 g/d.

[33] Proksch et al. 2014 RCT, Placebo-kontrolliert, n = 69 Frauen; Messung des Effektes von 2,5-5 g Kollagen/d über 8 Wochen, auf die Haut-Barriere; die vegetarische, aber wahrscheinlich weniger effektive Variante ist es, die Kollagen/Gelatine-Vorstufen zuzuführen: u.a. Glycin, Prolin, Hydroxyprolin, Lysin.

[34] Schulze et al. 2014 CT und Reagenzglasversuche.

[35] Selhub et al. 2014 Review, siehe 5. Abschnitt "the potential of fermented food".

[36] Advanced Glycation Endproducts: Uribarri et al. 2010 Review, hier auflistende Tabelle: http://www.ncbi.nlm.nih.gov/pmc/articles/PMC3704564/table/T1/, besonders hohe Werte bei gebratenem Speck, Parmesan; saures marinieren reduziert AGEs; darüber hinaus ist ein hoher Blutzucker stark begünstigend bei der körpereigenen AGE-Bildung.

[37] Spreadbury 2012 Review

[38] Martin 1932 CT | Van Oostrom, A J h h m et al. 2003 Messung von Leukozyten postprandial bei n = 14 gesunden jungen Männern | K. Hansen et al. 1997 Messung Immunparameter in n = 10 gesunde Männer.

[39] Sigthorsson et al. 1998 Untersuchung von über 80 Menschen, die verschiedene Dosen NSAIDs eingenommen haben.

[40] Lange et al. 2006 CT n = 11, nachts wird Th1-Arm gestärkt, tagsüber Th2.

[41] Dinan und Cryan 2012 Review; Stress erhöht, wie auch bereits vorher erläutert, die Permeabilität der Barrieren.

[42] Fasano 2012 Review „Leaky gut and autoimmune disease" | Bowe und Logan 2011* Review über Akne und Behandlungsmöglichkeiten | Grigoleit et al. 2011 RCT, placebo-kontrolliert, Gabe von LPS (Lipopolysaccharide)-Endotoxine | Kullmann et al. 2013 gleicher Versuchsaufbau wie Grigoleit 2011, erhöhte Symptome von Depression..

[43] Blaut 2002

[44] Krajmalnik-Brown et al. 2012 Review „Effects of Gut Microbes on Nutrient Absorption and Energy Regulation" | Chakraborti 2015 Review.

[45] Anusha et al. 2015 Review | Pradeep et al. 2014.

[46] Roudsari et al. 2015 Review, diese Therapie könnte laut der Studie "...ein großes Potenzial bei der Prävention und Behandlung von Hauterkrankungen wie Ekzeme, atopische Dermatitis, Akne, allergische Entzündungen oder Haut-Überempfindlichkeit, UV-Schäden haben – auch der Einsatz als kosmetische Produkt ist denkbar."

FODMAPs und Histamin – mögliche Stolpersteine

Nun haben Sie das Wichtigste erfahren, um Probiotika für Ihre Gesundheit einzusetzen.

Leider gibt es auch ein paar Aspekte von fermentiertem Gemüse, die Probleme bereiten können.

Sollten Sie hier betroffen sein, werden Sie hier nähere Informationen finden. Die wichtigsten möglichen Problembereiter sind **FODMAPs** (fermentierbare Oligosaccharide, Disaccharide, Monosaccharide und Polyole) und **Histamin**.

In Kürze die **Symptome**: In Sauerkraut ist, je länger Sie es fermentiert haben, **Histamin** enthalten. Wenn Sie darauf reagieren, bekommen Sie einige Minuten bis einige Stunden nach Verzehr allergische Symptome wie Kopfschmerzen, Hautrötungen im Gesichts- und Halsbereich, Bauchschmerzen oder Durchfall.

Wenn Sie auf **FODMAPs** reagieren, dann kommt es zu Blähungen und Bauchschmerzen durch den Verzehr von Prebiotika bzw. ballaststoffreiches Gemüse.

Histamin

Wenn Sie auf Histamin reagieren, müssen Sie folgende drei Lebensmittelgruppen vorerst meiden:

> ➤ Lebensmittel, die Histamin enthalten: Alles, was lange gereift ist (fermentiertes Gemüse, Wein, Käse, Essig, Konserven etc.), enhält mehr oder weniger Histamin.

➤ Lebensmittel, die Histamin freisetzen:
Welche Lebensmittel das sind, finden
Sie im Internet, wenn Sie nach
„Histaminliberatoren" suchen.

➤ Lebensmittel, die den Histamin-Abbau
hemmen (Besetzung des DAO-Enzyms):
Biogene Amine besetzen das DAO-
Enzym und behindern somit den Abbau
von Histamin selbst. Welche
Lebensmittel viele biogene Amine
enthalten, finden Sie auch im Internet.

Diese Gemüsesorten können Probleme
bereiten: Spinat, Auberginen, Avocado, Pilze
und fermentiertes Gemüse generell.

Diese Obstsorten sollten gemieden werden:
Bananen, Ananas, Orangen, Grapefruit,
jegliche Zitrusfrüchte, Kiwi, Himbeeren und
Erdbeeren.

Fisch aus Aquakultur sollten Sie ebenfalls meiden. Tiefgekühlten Fisch sollten Sie so schnell wie möglich (z.B. in lauwarmen Wasser) auftauen und weiterverarbeiten.

Bei Histaminintoleranz sind die folgenden Lebensmittel dagegen **gut geeignet**: Hühnereier, Rohmilch, Butterschmalz/Ghee, Kokosmilch und frische tierische Produkte sind in der Regel histaminarm. Auch nur kurz gereifter Käse und Milchprodukte gehen oft: Ricotta, Mozarella, Joghurt etc.

Sojamilch sollten Sie vermeiden.

Folgende Lebensmittel können **Histamin senken bzw. den Symptomen entgegenwirken**:

> ➢ Fenchel
> ➢ Süßkartoffel, Grünkohl, Apfel, Brombeere, Kirschen, Johannisbeere,

Heidelbeere, Preiselbeere, Sanddorn, Trauben (reich an histaminsenkenden Quercetin und Rutin[1])

> Gewürze (oder auch als Tee): Ingwer, Sonnenhut (Echinacea), Kamille, Basilikum, Thymian, Oregano, Kurkuma, Liebstöckel, Schnittlauch; Grüner, Weißer & Oolong Tee[2]

> Papaya

> Granatapfel

> Mangostan-Frucht[3]

> Rote Beete

> Zwiebel

> Kokos (die darin enthaltenen MCT-Fette fördern die Aktivität des DAO-Enzyms zum Abbau von Histamin[4])

> Schwarzkümmelöl[5]

Befolgen Sie alle Tipps zur Verbesserung Ihrer Darm-Situation, setzen Sie fermentiertes Gemüse in geringen Mengen ein und testen Sie, ob Sie mit der Zeit Histamin wieder besser vertragen können.

FODMAPs

Zu den Fermentierbaren Oligosacchariden, Disacchariden, Monosacchariden und Polyolen (FODMAPS) gehören u.a. **fructose**haltige Zuckerketten wie Fructane, Inulin oder Fructooligosaccharide (FOS), aber auch Lactose, Polyole und Galactooligosaccharide (GOS).

Die Intoleranz kann einerseits von einer mangelnden Enzym-Produktion zur Verdauung dieser Zucker herrühren oder durch eine Störung der GLUT-5-Transporter, die für die Absorption von Fructose sorgen.

Egal was die Ursache ist: Durch diesen Mangel gelangen diese Zuckerketten vom Dünndarm **ungespalten** in den Dickdarm und werden dort unter **Gasentwicklung** fermentiert, was zu einem **stark aufgeblähten Bauch bis hin zu Bauchschmerzen** führt.

Therapie

Wenn Sie davon betroffen sind, müssen Sie vorerst und vorübergehend FODMAPs reduzieren, bis die Symptome deutlich zurückgehen. In Studien konnte dadurch bei ca. 74 % der Patienten ein Rückgang der Symptome erzielt werden[6]. Das totale Auslassen ist hingegen kaum realisierbar und auch nicht unbedingt empfehlenswert.

Fructose:

Fructose sollte also nur in sehr kleinen und immer mit einem Überschuss Glucose ausbalanciert werden. Das heißt, jegliche Fructosequellen sollten Sie gemeinsam mit Reis oder Kartoffeln gemeinsam essen. Ebenso gemieden werden müssen Zuckeralkohole (Polyole) wie Sorbitol, Xylitol, Erythriol etc. (Süßstoffe), da diese die GLUT-5-Transporter blockieren.

In welchen Produkten ist viel **Fructose** enthalten?

Die meisten Gemüsesorten wie Wurzelgemüse, Bambus, Pak Choi, Karotten, Endivien, Salat, Oliven, Gurken, Auberginen, Lauch, Kohlrübe, Ingwer, Spinat, Tomaten, Zucchini, grüne Bohnen, Okra, Pastinaken, Radieschen und Kürbis sind **oft gut genießbar.**

Brokkoli, Fenchel, Rosenkohl, Kohl, Süßkartoffeln, Yams/Maniok und Kürbis sollten Sie nur **in moderaten Mengen genießen**. Von den Fruchtsorten sind moderat tolerierbar: Papaya, Cantaloupe-Melone, Trauben, Zitrusfrüchten, Blaubeeren, Rhabarber und Bananen.

Zwiebeln, Äpfel, Nektarinen, Wassermelone, Knoblauch, Hülsenfrüchte, Soja, Weizen, Roggen, Pistazien, Honig, Agavensirup, Mango, Spargel und Artischocken sollten Sie dagegen **meiden bzw. stark reduzieren**.

Als umstritten gelten Kokosnuss-Produkte, u.a. da sie extrem Ballaststoffreich sind. Ihre Verträglichkeit sollte individuell ausgestestet werden.

Lactose:

Bitte testen Sie auch, ob Sie auf Lactose, den Milchzucker reagieren. Verzichten Sie 5-6 Wochen darauf und führen Sie ihn langsam wieder ein und schauen dabei, ob hier wieder eine Zunahme von Symptomen stattfindet. Lactose findet sich in allen Milchprodukten, außer in Käse, wenn dieser lang genug gereift ist.

Ein Protokoll, welches die Darmgesundheit verbessert, steigert oft auch die FODMAPS-Verträglichkeit. Versuchen Sie auf die obige Auswahl zu achten und auch hier nach 5-6 Wochen einzelne FODMAPs-reiche Lebensmittel wieder einzuführen.

Wenn sich die Darmbesiedlung verbessert hat, verbessert sich auch die Verträglichkeit.

[Bonus]: Einkauf von Probiotika

Sollten Sie doch einmal Probiotika als Pulver kaufen (das kann z.B. sinnvoll sein, wenn Sie damit Ihr Zahnfleisch behandeln), sollten Sie auf die folgenden Qualitätsmerkmale und Einnahmepunkte achten:

➢ Angabe der Menge in koloniebildenden Einheiten. Diese sollte mindestens 4 Milliarden betragen; Angaben in mg sind wertlos.

➢ Die Magenpassage sollte möglichst schadlos überstanden werden. Das kann einerseits dadurch gewährleistet werden, dass das Präparat mit einer schützenden Schicht umgeben ist, welches die Keime ummantelt.

➤ Oder Sie nehmen die Probiotika im Stehen, mit viel Wasser und auf leeren Magen ein. Auch die Einnahme zu Beginn einer fettarmen Mahlzeit ist möglich. Die rasche Magenpassage ist besonders dann wichtig, wenn Sie Säure-empfindliche Probiotika nutzen.

Rezepte und Rezept-Quellen

KIMCHI (Fermentation nach südkoreanischer Art):

Eines der gesündesten probiotischen Speisen überhaupt ist Kimchi, fermentiertes Gemüse nach südkoreanischer Art. Dieses Rezept wurde nach wissenschaftlichen Richtlinien hergestellt und wirkt gegen Verstopfung, bestimmte Krebsarten, hilft bei der Gewichtsregulation, verlangsamt die Zellalterung und verbessert die Blutfettwerte[7].

Hier das Rezept (modifiziert nach [7]):

Zutaten:

❑ 1 kg Chinakohl

- ❏ 150 g Daikon-Rettich (auch japanischer/chinesischer Rettich genannt)
- ❏ 150 g Karotten
- ❏ 35 g Rotes Paprikapulver oder Gochugaru (koreanische rote Chilli Flocken)
- ❏ 10 g Knoblauch (etwa 4 Zehen, je nach Geschmack und Vorliebe)
- ❏ 10 g Ingwer (etwa 5 cm)
- ❏ 20 g Frühlingszwiebeln

... weitere saisonale Zutaten können je nach Vorlieben hinzugegeben werden.

- ❏ 20 g Fischsauce (fermented anchovy juice, im Asialaden)
- ❏ 20 g brauner Senf
- ❏ Unraffiniertes Meersalz (am Ende muss der Gewichtsanteil des Salzes bei 2-3 %

liegen – Achtung, die Fischsauce mit berücksichtigen)

Alle Gemüse-Zutaten sollten am besten in sehr guter Bio-Qualität sein.

ORIGINALE VORGEHENSWEISE [7]: Den Chinakohl grob zurechtschneiden, waschen und über Nacht in 5 %-Salzlake (z.B. 1 l Wasser mit 50 g Salz) einlegen. Am nächsten Morgen Lake in ein anderes Gefäß abgießen und den Geschmack des Gemüses testen. Wenn es zu salzig ist, Gemüse abspülen. Waschen und Kleinhobeln des restlichen Gemüses, in einer Schüssel zusammenmischen.

Nun geben Sie das gesamte Gemüse, das aus der Schüssel und das Chinakohl mit der Lake zusammen in ein normales großes Glas. Wichtig ist, dass das gesamte Gemüse unter der Lake steht, sonst bildet sich Schimmel!

Das erreichen Sie, indem Sie in das große Glas ein kleineres, mit Wasser gefülltes Glas stellen (siehe Bild rechts). Das Ganze dann mit einem Handtuch abdecken. Bitte lassen Sie auch das Kimchi nicht mit Metall oder Plastik in Kontakt kommen, da dieses sonst von dem Salz angegriffen wird.

Stellen Sie immer einen Teller unter das Glas, damit auslaufende Flüssigkeit aufgefangen wird.

Traditionell wird das Ganze (über den Winter) bei 5-9 °C, also bei uns im Kühlschrank für 90 Tage stehengelassen. Durch diese niedrige Temperatur werden andere Keime (hier: Lactobacillus Sakei) dominieren als sonst.

Genauso ist es jedoch möglich, Kimchi im Sommer herzustellen. Hier beträgt die Fermentierzeit mehrere Tage bis mehrere Wochen. Überprüfen Sie den Geschmack und ob das Gemüse noch unter der Lake steht, ab dem dritten Tag täglich.

Wenn es sauer und ausgewogen würzig schmeckt, stellen Sie das geschlossene Glas es in den Kühlschrank.

ANGEPASSTE VORGEHENSWEISE: Wenn Sie auf Nummer sicher gehen wollen, gehen Sie wie gehabt vor: Alles Gemüse zurechtschneiden, den Kohl kleinhobeln und mit dem Rest der Zutaten und einer 2,5-%-igen Lake in das Bügelglas geben. Erst bei höherer Temperatur (20-22 °C) fermentieren, nach 3 Tagen bei niedrigerer Temperatur lagern (16-18 °C).

Kimchi passt sehr gut zu Reisgerichten als Gemüsebeilage.

GOLDENES SAUERKRAUT:

(dieses Rezept ist inspiriert von:
http://www.greenkitchenstories.com/golden-sauerkraut-wild-fermentation/, dort finden Sie auch Bilder dazu)

Zutaten (für etwa 2 große Bügelgläser):

- ❑ 2 Köpfe Grünkohl oder Weißkohl (etwa 2-3 kg) - wieder ein, zwei äußere Blätter beiseitelegen
- ❑ 800 g Karotten (etwa 6 mittelgroße Karotten)
- ❑ 15 g / 1,5 Esslöffel geriebenen Ingwer
- ❑ 15 g / 1,5 Esslöffel gehackten Knoblauch
- ❑ 15 g / 1 Esslöffel frisches geriebenes Kurkuma (optional)
- ❑ 30 g / 3 EL Kurkuma (Pulver)
- ❑ 5 g / 1 EL Kümmel-Samen

- ❏ 5 g / 1 EL Fenchel Samen
- ❏ mindestens 2 EL Salz, am besten an die 2-%-Regel halten

Wie gehabt Gemüse waschen und in eine große Schüssel kleinhobeln. Gewürze dazugeben, mit Salz kneten und massieren, bis genug Lake ausgetreten ist. Die Mischung mit einem großen Löffel in die Gläser geben, feste hereindrücken, dass keine Luft verbleibt. Glas bis 4 cm unter den Rand füllen, das Gemüse muss unter der Lake sein. Dazu nutzen Sie das übergebliebene Kohlblatt, das Sie evtl. falten, um das Gemüse oben abzuschließen. Evtl. einen Beschwerer (z.B. einen abgekochten Stein) nutzen. Bügelgläser schließen und wie oben im Buch die Phasen bei der Lagerung beachten. Nach 3 Wochen können Sie das Glas öffnen und nachsehen, ob es schon Ihrem Geschmack entspricht.

Guten Appetit!

WEITERE QUELLEN und REZEPTE:

Eine hervorragende weiterführende Seite mit vielfältigen Rezepten für die Herstellung und Verarbeitung von fermentiertem Gemüse ist der Blog „Wilde Fermente" von Isa Palstek.

Hier finden Sie weitere Rezepte für Gemüse: http://www.wildefermente.de/category/rezepte/gemuese/

Auch zur Fermentation von Milch oder Obst finden Sie hier Anregungen: http://www.wildefermente.de/category/rezepte/

In der Facebook-Gruppe können Sie Ihre Fragen und Ergebnisse diskutieren: https://www.facebook.com/groups/wildefermente

Diese obigen Informationen sind alle kostenlos.

Ein empfehlenswertes Buch über Sauerkraut finden Sie hier:

https://www.amazon.de/Sauerkraut-Tradition-Gesundheit-Rezepte-Taschenbücher/dp/3800142392/

Auf Englisch finden Sie in diesem Buch Rezepte:

https://www.amazon.de/dp/1603586288/

(Sandor Katz: Wild Fermentation)

Updates und kostenlose Mailing-Serie

Wenn Sie über Updates zum Buch informiert bleiben möchten, können Sie sich in meinen Newsletter eintragen.

Dort biete ich Ihnen eine Mailing-Serie an, in welcher die Inhalte des zweiten Buch-Teiles der Reihe nach vertieft werden – kostenlos. Auch hier tragen Sie sich bitte in diesem Formular ein: http://ehsl.de/newsletter-basic/

Schlusswort

Vielen Dank fürs Lesen. Ich hoffe, ich konnte Ihnen weiterhelfen.

Ab jetzt sind Sie dran. Überlegen Sie sich, was Sie als nächstes umsetzen können. Es lohnt sich auf jeden Fall.

Wenn Sie offene Fragen haben, können Sie mich unter folgender E-Mail-Adresse kontaktieren: erik@ehsl.de

Auch für konstruktive Kritik oder Anregungen bin ich immer offen.

Wenn Ihnen das Buch gefallen hat, schreiben Sie mir bitte ebenso! Mich freuen solche Zuschriften sehr.

Ich wünsche Ihnen alles Gute und viel Erfolg.
Ihr Erik

Literaturnachweise für dieses Kapitel:

[1] Guan et al. 2006 Untersuchung von Süßkartoffel

[2] Rao und Vijayakumar 2007 Tierversuche, mit Catechinen.

[3] Nakatani et al. 2002

[4] Ishii et al. 2009 Tierversuche

[5] Boskabady und Moghadas 2004 Tierversuche

[6] Shepherd und Gibson 2006 Ernährungscoaching über Telefon, n = 48, 2-40 Monate, außerdem Atemgas-Tests und Schulungen.

[7] Park et al. 2014 Review.

Anhang: Aktuelle Studien zum Einfluss von Probiotika auf unsere Gesundheit

alle jünger als 2014 – alle systematische Review/Meta-Analysen von Studien am Menschen

Einfluss von Probiotika **auf Darmbesiedlung** (Spezies werden in Tabelle aufgeführt): http://www.ncbi.nlm.nih.gov/pmc/articles/PMC3145058/table/Tab7/ ; auf die Komposition der Stuhl-Mikrobiota haben Probiotika jedoch keinen Einfluss mehr: http://genomemedicine.biomedcentral.com/articles/10.1186/s13073-016-0300-5

Einfluss auf Mundflora und Prävention und Behandlung von **periodentalen**

Erkrankungen (Gingivitis und Periodontitis) durch Spülen mit Probiotika: http://www.ncbi.nlm.nih.gov/pubmed/27224284; **keine positiven Effekte** bisher gegen **Karies** nachgewiesen: http://www.ncbi.nlm.nih.gov/pubmed/26965080

Positiver Einfluss gegen **Depression** (bei Patienten unter 60 Jahren): http://www.mdpi.com/2072-6643/8/8/483/htm

Mentale Gesundheit: http://jphysiolanthropol.biomedcentral.com/articles/10.1186/1880-6805-33-2

Verringerung der **Infektion oberer Atemwege** bei Kindern: http://www.ncbi.nlm.nih.gov/pubmed/27495104

Verringerung des Auftretens **allergischer Symptome** (Lactobacillus paracasei):

http://www.ncbi.nlm.nih.gov/pubmed/27442711

Prävention von **Nahrungsmittel-Allergien** im späteren Alter durch Gabe an Kleinkinder:

http://www.ncbi.nlm.nih.gov/pubmed/26937896

Linderung von **Diabetes Typ II, Insulinresistenz** und assoziierte Beschwerden:

http://www.ncbi.nlm.nih.gov/pubmed/27368052 | wechselhafte Ergebnisse:

http://www.ncbi.nlm.nih.gov/pubmed/27388674

Typ II Diabetes:
https://www.ncbi.nlm.nih.gov/pubmed/2503 5851

Verbesserung der **Blutfettwerte**:
http://www.ncbi.nlm.nih.gov/pubmed/265125 60

Mögliche Unterstützung bei **Übergewichts-Reduktion**:
http://www.ncbi.nlm.nih.gov/pubmed/271491 63 ;
http://www.ncbi.nlm.nih.gov/pubmed/26032 481 - jedoch gemischte Ergebnisse.

Linderung Reizdarm-Syndrom bei **kleinen Kindern** (Bifidobacterium infantis, B. breve und B. longum; Lactobacillus reuteri):
http://www.ncbi.nlm.nih.gov/pubmed/27380 595

...bei Erwachsenen gemischte Ergebnisse:

http://www.ncbi.nlm.nih.gov/pubmed/27265510

KEIN positiver Effekt bei Magen-Infektion mit Helicobacter pylori:

http://www.ncbi.nlm.nih.gov/pubmed/26997149

Bei Antibiotika-Einnahme: Probiotische Hefen sind hier neben Probiotika besonders effektiv:

http://www.ncbi.nlm.nih.gov/pubmed/26216624

Bildnachweis

Icon Open Jar:

https://thenounproject.com/search/?q=fermentation&i=74992

Icon Gemüsereibe:

https://thenounproject.com/search/?q=cabbage&i=493978

Icon Cabbage:

https://thenounproject.com/search/?q=cabbage&i=436910

Icon bowl:

https://thenounproject.com/search/?q=bowl&i=105906

Icon hands:

https://thenounproject.com/search/?q=hands+working&i=352760

Icon Salz:

https://thenounproject.com/search/?q=salt&i=503558

Alle Fotos wurden von photodune.net käuflich erworben.

- Pickled Cabbage (Kimchi): https://photodune.net/item/pickled-cabbage-kimchi/15928148 ; Item ID: 15928148; Item Purchase Code: 928c9f46-e73a-488b-becf-60f1f324e1a4
- Pickled Vegetables: https://photodune.net/item/pickled-vegetables/10679791 ; Item ID: 10679791; Item Purchase Code: de841f23-7ee7-45b2-b585-2a34fc4ee26e
- Pickled Vegetable: https://photodune.net/item/pickled-vegetables/6158923 ; Item ID: 6158923; Item Purchase Code: 961acc55-0a72-418e-a210-89cccdeee01c

Literaturangaben

Anusha, Rangare Lakshman; Umar, Dilshad; Basheer, Bahija; Baroudi, Kusai (2015): The magic of magic bugs in oral cavity: Probiotics. In: Journal of advanced pharmaceutical technology & research 6 (2), S. 43–47. DOI: 10.4103/2231-4040.154526.

Balakrishnan, Maya; Floch, Martin H. (2012): Prebiotics, probiotics and digestive health. In: Current Opinion in Clinical Nutrition and Metabolic Care 15 (6), S. 580–585. DOI: 10.1097/MCO.0b013e328359684f.

Bartosch, Sabine; Woodmansey, Emma J.; Paterson, Jacqueline C M; McMurdo, Marion E T; Macfarlane, George T. (2005): Microbiological effects of consuming a synbiotic containing Bifidobacterium bifidum, Bifidobacterium lactis, and oligofructose in elderly persons, determined by real-time polymerase chain reaction and counting of viable bacteria. In: Clinical infectious diseases : an official publication of the Infectious Diseases Society of America 40 (1), S. 28–37. DOI: 10.1086/426027.

Benno, Yoshimi; Suzuki, Kunio; Suzuki, Kunihiko; Narisawa, Kimiko; Bruce, W. Robert; Mitsuoka, Tomotari (1986): Comparison of the Fecal Microflora in Rural Japanese and Urban Canadians. In: Microbiology and Immunology 30 (6), S. 521–532. DOI: 10.1111/j.1348-0421.1986.tb02978.x.

Bescós, Raúl; Sureda, Antoni; Tur, Josep A.; Pons, Antoni (2012): The effect of nitric-oxide-related supplements on human performance. In: Sports medicine (Auckland, N.Z.) 42 (2), S. 99–117. DOI: 10.2165/11596860-000000000-00000.

Blaser, Martin (2011): Antibiotic overuse: Stop the killing of beneficial bacteria. In: Nature 476 (7361), S. 393–394. DOI: 10.1038/476393a.

Blaut, Michael (2002): Relationship of prebiotics and food to intestinal microflora. In: European journal of nutrition 41 Suppl 1, S. I11-6. DOI: 10.1007/s00394-002-1102-7.

Boskabady, M. H.; Moghadas, A. (2004): Inhibitory effect of Bunium persicum on histamine (H1) receptors of guinea pig tracheal chains. In: Phytomedicine : international journal of phytotherapy and phytopharmacology 11 (5), S. 411–415. DOI: 10.1016/j.phymed.2003.06.001.

Bowe, Whitney P.; Logan, Alan C. (2011): Acne vulgaris, probiotics and the gut-brain-skin axis - back to the future? In: Gut Pathog 3 (1), S. 1. DOI: 10.1186/1757-4749-3-1.

Brown, Kirsty; DeCoffe, Daniella; Molcan, Erin; Gibson, Deanna L. (2012): Diet-Induced Dysbiosis of the Intestinal Microbiota and the Effects on Immunity and Disease. In: Nutrients 4 (12), S. 1095–1119. DOI: 10.3390/nu4081095.

Brown, Sam P.; Fredrik Inglis, R.; Taddei, François (2009): SYNTHESIS: Evolutionary ecology of microbial wars: within-host competition and (incidental) virulence. In: Evolutionary Applications 2 (1), S. 32–39. DOI: 10.1111/j.1752-4571.2008.00059.x.

Bubenik, George A. (2002): Gastointestinal melatonin. Localization, function, and clinical relevance. In: Digestive Diseases and Sciences 47 (10), S. 2336–2348. DOI: 10.1023/A:1020107915919.

Chae, Chang-Suk; Kwon, Ho-Keun; Hwang, Ji-Sun; Kim, Jung-Eun; Im, Sin-Hyeog (2012): Prophylactic effect of probiotics on the development of experimental autoimmune myasthenia gravis. In: PLoS ONE 7 (12), S. e52119. DOI: 10.1371/journal.pone.0052119.

Chakraborti, Chandra Kanti (2015): New-found link between microbiota and obesity. In: WJGP 6 (4), S. 110. DOI: 10.4291/wjgp.v6.i4.110.

Chuang, Chia-Ying; Shi, Yeu-Ching; You, He-Pei; Lo, Yi-Hiyuan; Pan, Tzu-Ming (2011): Antidepressant effect of GABA-rich monascus-fermented product on forced swimming rat model. In: Journal of agricultural and food chemistry 59 (7), S. 3027–3034. DOI: 10.1021/jf104239m.

Cox, Michael J.; Huang, Yvonne J.; Fujimura, Kei E.; Liu, Jane T.; McKean, Michelle; Boushey, Homer A. et al. (2010): Lactobacillus casei abundance is associated with profound shifts in the infant gut microbiome. In: PLoS ONE 5 (1), S. e8745. DOI: 10.1371/journal.pone.0008745.

Fasano, Alessio (2012): Leaky gut and autoimmune diseases. In: Clinical reviews in allergy & immunology 42 (1), S. 71–78. DOI: 10.1007/s12016-011-8291-x.

Gerritsen, Jacoline; Smidt, Hauke; Rijkers, Ger T.; Vos, Willem M. de (2011): Intestinal microbiota in human health and disease: the impact of probiotics. In: Genes Nutr 6 (3), S. 209–240. DOI: 10.1007/s12263-011-0229-7.

Giles, Thomas D. (2006): Aspects of nitric oxide in health and disease: a focus on hypertension and cardiovascular disease. In: Journal of clinical hypertension (Greenwich, Conn.) 8 (12 Suppl 4), S. 2–16.

Guan, Yueqing; Wu, Ting; Lin, Miao; Ye, Jiannong (2006): Determination of pharmacologically active ingredients in sweet potato (Ipomoea batatas L.) by capillary electrophoresis with electrochemical detection. In: Journal of agricultural and food chemistry 54 (1), S. 24–28. DOI: 10.1021/jf0508347.

Han, Kyungsun; Bose, Shambhunath; Wang, Jing-hua; Kim, Bong-Soo; Kim, Mi Jeong; Kim, Eun-Jung; Kim, Hojun (2015): Contrasting effects of fresh and fermented kimchi consumption on gut microbiota composition and gene expression related to metabolic syndrome in obese Korean women. In: Mol. Nutr. Food Res. 59 (5), S. 1004–1008. DOI: 10.1002/mnfr.201400780.

Ishii, Kenichi; Kono, Hiroshi; Hosomura, Naohiro; Tsuchiya, Masato; Ohgiku, Masahito; Tanaka, Nobuyuki; Fujii, Hideki (2009): Medium-chain triglycerides enhance mucous secretion and cell proliferation in the rat. In: Journal of gastroenterology 44 (3), S. 204–211. DOI: 10.1007/s00535-008-2308-0.

Jung, I-H; Jung, M-A; Kim, E-J; Han, M. J.; Kim, D-H (2012): Lactobacillus pentosus var. plantarum C29 protects scopolamine-induced memory deficit in mice. In: Journal of applied microbiology 113 (6), S. 1498–1506. DOI: 10.1111/j.1365-2672.2012.05437.x.

Ki Cha, Bong; Mun Jung, Seung; Hwan Choi, Chang; Song, In-Do; Woong Lee, Hyun; Joon Kim, Hyung et al. (2012): The effect of a multispecies probiotic mixture on the symptoms and fecal microbiota in diarrhea-dominant irritable bowel syndrome: a randomized, double-blind, placebo-controlled trial. In: Journal of Clinical Gastroenterology 46 (3), S. 220–227. DOI: 10.1097/MCG.0b013e31823712b1.

Krajmalnik-Brown, R.; Ilhan, Z.-E.; Kang, D.-W.; DiBaise, J. K. (2012): Effects of Gut Microbes on Nutrient Absorption and Energy Regulation. In: Nutrition in Clinical Practice 27 (2), S. 201–214. DOI: 10.1177/0884533611436116.

Kristensen, Nadja B.; Bryrup, Thomas; Allin, Kristine H.; Nielsen, Trine; Hansen, Tue H.; Pedersen, Oluf (2016): Alterations in fecal microbiota composition by probiotic supplementation in healthy adults: a systematic review of randomized controlled trials. In: Genome Med 8 (1), S. 15718. DOI: 10.1186/s13073-016-0300-5.

Kwak, Chung Shil; Lee, Mee Sook; Lee, Hae Jeung; Whang, Jin Yong; Park, Sang Chul (2010): Dietary source of vitamin B 12 intake and vitamin B 12 status in female elderly Koreans aged 85 and older living in rural area. In: Nutr Res Pract 4 (3), S. 229. DOI: 10.4162/nrp.2010.4.3.229.

Lange, Tanja; Dimitrov, Stoyan; Fehm, Horst-Lorenz; Westermann, Jürgen; Born, Jan (2006): Shift of monocyte function toward cellular immunity during sleep. In: Archives of internal medicine 166 (16), S. 1695–1700. DOI: 10.1001/archinte.166.16.1695.

Lochmiller, Robert L.; Deerenberg, Charlotte (2000): Trade-offs in evolutionary immunology: just what is the cost of immunity? In: Oikos 88 (1), S. 87–98. DOI: 10.1034/j.1600-0706.2000.880110.x.

Marietta, Eric V.; Murray, Joseph A.; Luckey, David H.; Jeraldo, Patricio R.; Lamba, Abhinav; Patel, Robin et al. (2016): Human Gut-Derived Prevotella histicola Suppresses Inflammatory Arthritis in Humanized Mice. In: Arthritis & Rheumatology, S. n/a. DOI: 10.1002/art.39785.

Masood, Muhammad Irfan; Qadir, Muhammad Imran; Shirazi, Jafir Hussain; Khan, Ikram Ullah (2011): Beneficial effects of lactic acid bacteria on human beings. In: Critical reviews in microbiology 37 (1), S. 91–98. DOI: 10.3109/1040841X.2010.536522.

Maurelli, Anthony T.; Bliven, Kimberly A. (2016): Evolution of Bacterial Pathogens Within the Human Host. In: Microbiology Spectrum 4 (1). DOI: 10.1128/microbiolspec.VMBF-0017-2015.

McGovern, P. E.; Zhang, J.; Tang, J.; Zhang, Z.; Hall, G. R.; Moreau, R. A. et al. (2004): Fermented beverages of pre- and proto-historic China. In: Proceedings of the National Academy of Sciences 101 (51), S. 17593–17598. DOI: 10.1073/pnas.0407921102.

Miller, Larry E.; Ouwehand, Arthur C. (2013): Probiotic supplementation decreases intestinal transit time: meta-analysis of randomized controlled trials. In: World journal of gastroenterology 19 (29), S. 4718–4725. DOI: 10.3748/wjg.v19.i29.4718.

Nakatani, Keigo; Atsumi, Masanori; Arakawa, Tsutomu; Oosawa, Kenji; Shimura, Susumu; Nakahata, Norimichi; Ohizumi, Yasushi (2002): Inhibitions of histamine release and prostaglandin E2 synthesis by mangosteen, a Thai medicinal plant. In: Biological & pharmaceutical bulletin 25 (9), S. 1137–1141.

O'Mahony, S. M.; Clarke, G.; Borre, Y. E.; Dinan, T. G.; Cryan, J. F. (2015): Serotonin, tryptophan metabolism and the brain-gut-microbiome axis. In: Behavioural brain research 277, S. 32–48. DOI: 10.1016/j.bbr.2014.07.027.

Özdemir, Öner (2013): Any role for probiotics in the therapy or prevention of autoimmune diseases? Up-to-date review. In: Journal of Complementary and Integrative Medicine 10 (1). DOI: 10.1515/jcim-2012-0054.

Park, Kun-Young; Jeong, Ji-Kang; Lee, Young-Eun; Daily, James W. (2014): Health Benefits of Kimchi (Korean Fermented Vegetables) as a Probiotic Food. In: Journal of Medicinal Food 17 (1), S. 6–20. DOI: 10.1089/jmf.2013.3083.

Parvez, S.; Malik, K.A.; Ah Kang, S.; Kim, H.-Y. (2006): Probiotics and their fermented food products are beneficial for health. In: J Appl Microbiol 100 (6), S. 1171–1185. DOI: 10.1111/j.1365-2672.2006.02963.x.

Pradeep, K.; Kuttappa, M. A.; Prasana, K. R. (2014): Probiotics and oral health: an update. In: SADJ : journal of the South African Dental Association = tydskrif van die Suid-Afrikaanse Tandheelkundige Vereniging 69 (1), S. 20–24.

Punder, Karin de; Pruimboom, Leo (2015): Stress Induces Endotoxemia and Low-Grade Inflammation by Increasing Barrier Permeability. In: Front. Immunol. 6. DOI: 10.3389/fimmu.2015.00223.

Rao, A. Venket; Bested, Alison C.; Beaulne, Tracey M.; Katzman, Martin A.; Iorio, Christina; Berardi, John M.; Logan, Alan C. (2009): A randomized, double-blind, placebo-controlled pilot study of a probiotic in emotional symptoms of chronic fatigue syndrome. In: Gut Pathog 1 (1), S. 6. DOI: 10.1186/1757-4749-1-6.

Rao, Ch V.; Vijayakumar, M. (2007): Protective effect of (+)-catechin against gastric mucosal injury induced by ischaemia-reperfusion in rats. In: The Journal of pharmacy and pharmacology 59 (8), S. 1103–1107. DOI: 10.1211/jpp.59.8.0007.

Reigstad, Christopher S.; Salmonson, Charles E.; Rainey, John F.; Szurszewski, Joseph H.; Linden, David R.; Sonnenburg, Justin L. et al. (2015): Gut microbes promote colonic serotonin production through an effect of short-chain fatty acids on enterochromaffin cells. In: FASEB journal : official publication of the Federation of American Societies for Experimental Biology 29 (4), S. 1395–1403. DOI: 10.1096/fj.14-259598.

Roager H. et al. (2016): Colonic transit time is related to bacterial metabolism and mucosal turnover in the gut. In: Nature Microbiology (16093). DOI: 10.1038/nmicrobiol.2016.93.

Rook, Graham A. W. (Hg.) (2009): The Hygiene Hypothesis and Darwinian Medicine. Basel: Birkhäuser Basel.

Roudsari, M. Rahmati; Karimi, R.; Sohrabvandi, S.; Mortazavian, A. M. (2015): Health effects of probiotics on the skin. In: Critical Reviews in Food Science and Nutrition 55 (9), S. 1219–1240. DOI: 10.1080/10408398.2012.680078.

Ruiz-Núñez, Begoña; Pruimboom, Leo; Dijck-Brouwer, D A Janneke; Muskiet, Frits A J (2013): Lifestyle and nutritional imbalances associated with Western diseases: causes and consequences of chronic systemic low-grade inflammation in an evolutionary context. In: The Journal of Nutritional

Biochemistry 24 (7), S. 1183–1201. DOI:
10.1016/j.jnutbio.2013.02.009.

Santos, F.; Wegkamp, A.; Vos, W. M. de; Smid, E. J.;
Hugenholtz, J. (2008): High-Level Folate Production in
Fermented Foods by the B12 Producer Lactobacillus reuteri
JCM1112. In: Applied and Environmental Microbiology 74
(10), S. 3291–3294. DOI: 10.1128/AEM.02719-07.

Scott, Karen P.; Antoine, Jean-Michel; Midtvedt, Tore; van
Hemert, Saskia (2015): Manipulating the gut microbiota to
maintain health and treat disease. In: Microbial Ecology in
Health & Disease 26 (0), S. 1401. DOI:
10.3402/mehd.v26.25877.

Segerstrom, Suzanne C. (2007): Stress, Energy, and
Immunity: An Ecological View. In: Curr Dir Psychol Sci. 16
(6), S. 326–330. Online verfügbar unter
http://www.ncbi.nlm.nih.gov/pmc/articles/PMC2475648/,
zuletzt geprüft am 08.03.2014.

Selhub, Eva M.; Logan, Alan C.; Bested, Alison C. (2014):
Fermented foods, microbiota, and mental health: ancient
practice meets nutritional psychiatry. In: J Physiol
Anthropol 33 (1), S. 2. DOI: 10.1186/1880-6805-33-2.

Shadnoush, Mahdi; Shaker Hosseini, Rahebeh; Mehrabi,
Yadollah; Delpisheh, Ali; Alipoor, Elham; Faghfoori, Zeinab
et al. (2013): Probiotic yogurt Affects Pro- and Anti-
inflammatory Factors in Patients with Inflammatory Bowel
Disease. In: Iranian journal of pharmaceutical research :
IJPR 12 (4), S. 929–936.

STRAUB, R. H.; Cutolo, M.; Buttgereit, F.; Pongratz, G.
(2010): Review: Energy regulation and neuroendocrine-
immune control in chronic inflammatory diseases. In:

Journal of Internal Medicine 267 (6), S. 543–560. DOI: 10.1111/j.1365-2796.2010.02218.x.

Teanpaisan, R.; Piwat, S.; Dahlén, G. (2011): Inhibitory effect of oral Lactobacillus against oral pathogens. In: Letters in Applied Microbiology 53 (4), S. 452–459. DOI: 10.1111/j.1472-765X.2011.03132.x.

Turnbaugh, P. J.; Ridaura, V. K.; Faith, J. J.; Rey, F. E.; Knight, R.; Gordon, J. I. (2009): The Effect of Diet on the Human Gut Microbiome: A Metagenomic Analysis in Humanized Gnotobiotic Mice. In: Science Translational Medicine 1 (6), S. 6ra14. DOI: 10.1126/scitranslmed.3000322.

Uribarri, Jaime; Woodruff, Sandra; Goodman, Susan; Cai, Weijing; Chen, Xue; Pyzik, Renata et al. (2010): Advanced Glycation End Products in Foods and a Practical Guide to Their Reduction in the Diet. In: Journal of the American Dietetic Association 110 (6), S. 911–916.e12. DOI: 10.1016/j.jada.2010.03.018.

Verna, E. C.; Lucak, S. (2010): Use of probiotics in gastrointestinal disorders: what to recommend? In: Therapeutic Advances in Gastroenterology 3 (5), S. 307–319. DOI: 10.1177/1756283X10373814.

Wu, C-C; Lin, C-T; Wu, C-Y; Peng, W-S; Lee, M-J; Tsai, Y-C (2015): Inhibitory effect of Lactobacillus salivarius on Streptococcus mutans biofilm formation. In: Molecular oral microbiology 30 (1), S. 16–26. DOI: 10.1111/omi.12063.

Yano, Jessica M.; Yu, Kristie; Donaldson, Gregory P.; Shastri, Gauri G.; Ann, Phoebe; Ma, Liang et al. (2015): Indigenous bacteria from the gut microbiota regulate host serotonin biosynthesis. In: Cell 161 (2), S. 264–276. DOI: 10.1016/j.cell.2015.02.047.

www.ingramcontent.com/pod-product-compliance
Lightning Source LLC
Chambersburg PA
CBHW050453290526
45786CB00006B/2271